医師が教える

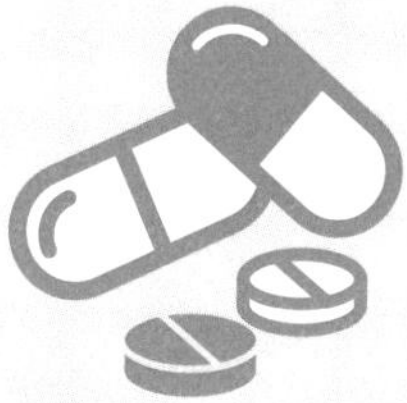

ドクターハッシーこと
内科医
橋本将吉

薬のトリセツ

自由国民社

はじめに

この本をお手に取ってくださり、心の底からありがとうございます！
恐らく読者の方は皆様、普段から健康についての意識が高い方なのではないかと思います。大変、大変素敵なことです！　ありがとうございます！

さて、突然ですが質問です。

薬って「いいもの」だと思いますか？

変な質問かもしれませんね。
それでは少し質問を言い換えてみます。

薬は病気を治してくれる「天使」なのでしょうか。
それどころか逆に、副作用やアレルギーなど、
病気を悪くしてしまう「悪魔」なのでしょうか。

私は内科医として、これまで多くの患者さんの治療をして参りました。

その時には当然、薬を処方することもございます。

確かに治療の成果に喜ぶ声を頂く一方、次のような質問を頂くこともございます。


「先生、友人が新しい薬を飲み始めたって言ってたんだけど、自分も試せないかなあ？」

「先生、薬っていうのはすごいねえ。他にも自分に合った薬はないかなあ？」

「先生、薬は良くないって聞いたんだけど、飲んでる薬、全部やめちゃダメかなあ？」


本書は、これらの大切な疑問を、きちんと解決していただくためにあります。


「今は悩んでいないよ」

「面倒だなあ」

「あんまり興味がないよ」


こういった方もいるかもしれません。なるほど、気持ちはよくわかります！

私も医学が大好きになるまでは、全く同じようなことを思っていました。

ですが実際に、私が医師として医療に従事するようになってわかったことは、**人が治療や薬が必要となるのは「突然」である**ということです。急にその時が来ます。

例えば、今まで大丈夫だったはずの健康診断の結果が出た時、今まで全く感じたことのない症状が出現した時、不運にも事故に巻き込まれてしまった時、仕事や家庭のストレスに押しつぶされそうになった時など…。

その時が突然すぎて困ってしまい、どうして病気なんてものがあるんだろうと思うことさえあると思います。私でさえ、頭ではわかっているはずなのですが、医師になっても思うことがあります（あれ、つまりわかってないのかしら）。

さて、この医者は話が長いぞ、と思われ始めてきた所で、忙しい方に向けて、本書の要約を書かせていただきます。

ズバリ**本書を読むことで、次の3つがわかるようになります。**

①そもそも薬は人を治す「天使」でもあり、また人を傷つけてしまうこともある「悪魔」でもあるということ

②結論として、薬は「切り札」なのであり、使う時は可能な限り「最後の手段」の方が良いということ

③可能な限り薬に頼らずに、健康的な生活をおくる方法

また、私自身の文章力の無さを補うため、それぞれの章の要点も、先にお話ししておきたいと思います。

第1章では「**薬とはどういうものか**」そして「**薬は切り札であり、使う時は最後の手段である**」という、これまで知られているようで知られていなかった薬の大原則を、医師の観点でお話しします。

医師は薬を処方する時にどのようなことを考えているのかということもわかりますし、もしかすると薬の価値観が大きく変わる読者の方もいるかもしれません。いなかったらすみません。

第2章では、**近年明らかになってきた薬の新常識**を簡単にご紹介します。

第2章を読むことで、これまで「有効性が高い」と思われて開発・使用されてきた薬が、時間が経つと副作用が見つかってしまったり、危険性が明らかになったりするという薬の難しさを知ることができます。私の以前の上司は「祖母に教わった雑学のほとんどが、今では間違いだらけで笑ってしまう、あっはっは」と言っていました。1㎎も笑えません。

第3章ではもう少し詳しく、**各診療科の薬について、どういう場合に「中止」が可能なのか、どういう場合には「内服しない」方が良いか**など、私の意見も含めて様々な観点からわかりやすく説明しました。

ただし、ここで少し注意がございます。

薬の作用について知るためには、どうしても「人間の身体の仕組み（医学）」や「病気や症状の仕組み（病態生理学）」の知識が必要になります。そちらもできる限りわかりやすく解説しましたが、わかりにくい場合には読み飛ばしていただいて構いません。

第3章で伝えたいことは、薬には「天使」と「悪魔」の両側面があるということです。「薬は有用だが、可能な限り使わない方がいいのかもしれないな、薬って難しいなあ」と言う風に感じていただけましたら幸いです。

第4章では「可能な限り薬を使わずに、健康になりたい」という方に向けて、**薬を使わない様々な健康法（考え方）**をリストアップしてみました。

食事・運動・睡眠、嗜好品など、生活習慣に関する一般的な話ですが、疲れていると意外に見落としがちな、とてもとても大切なお話です。ご自身の生活のチェックにお役立ていただけましたら幸いです。ちなみに私の経験上、多くの方が、自分よりも先に周囲の方のチェックを先に始めます。人間とは奥深い生き物です。

第5章では、第1章から第4章の話を踏まえ「**薬を的確に処方してもらうための、患者さんの心得**」について解説しました。

薬を処方するのは、誰が何と言おうと医師という人間になります。「患者さんから医師に伝えていただくと、より的確な処方ができる」と感じる事柄を、医師の観点からまとめてみました。「医者ってこんなことを考えているんだなあ」と感じていただければ幸いです。
ちなみに私は執筆しながらスパイのような気分になりました。

既に本書を閉じている方が多いと思いますが、自己紹介が遅れてしまいました。
わたくし、内科医の**橋本将吉**《はしもとまさよし》と申します。

とあるクリニックの院長をしておりまして、専門と致しましては「**内科（総合診療）**」と「**医学教育**」になります。

内科についてはご存知の方も多いかもしれませんが「頭が痛い」「お腹が痛い」と言った症状や、内臓系の病気を治療する科でございます。大人から高齢者まで、幅広い世代の患者さんを診察、診断、治療し、医学的なアドバイスや説明をし、症状緩和や病気の治療のために、必要がある場合には薬も処方します。

総合診療はプライマリーケアと言って、幅広く診断や初期治療を行うという科です。私は普段、一つの科に限定されない様々な病気や症状を抱える高齢の方も診療しますので、総合診療も専門とさせていただいております。

もう一方の「**医学教育**」は、あまりご存知ない方も多いかと思います。

私自身、定義を忘れてしまったので調べてみたところ、どこも大体「医療専門職の育成のための学問」と書かれていました。要は「医療従事者をどう育てるか」を突き詰める学問ですね。ああ、なんと素敵な学問なのでしょう。よだれが止まらない人が続出です。

多くの場合、大学病院での研究や学会での発表が主なのですが、私の場合は少し異なりまして「**医学生道場**」という医学教育を行う塾（予備校）を運営しております。

指導する講師は現役の医師で、生徒は現役の医学生です。定期的に熱い討論（バトル）が起こる、なんとも素敵な塾です。イメージは、昔の寺子屋ですね。医学生が医師講師と共に、将来の患者さんの治療のために、医学の習得に励みます。

この医学生道場の運営が、私が医学の面白さを「思いっきり」共有できる、私のライフワークです。教えるのが好きすぎて、もはや自分で立ち上げてしまったパターンとも言われますが、最近では仲間である指導医も30人以上増え、ほぼ全員が医療を続けながら、患者さんを笑顔にできる素敵な医師を育てるため、日々切磋琢磨しています。

そうなんです。私はそんな人間です。医学教育がもう楽しくて仕方ないんですね。

そして本書では、私が医学生の指導をしながら身につけた、**医学の面白さを理解しやすくするテクニック**が随所に散りばめられています。

また最近では、インターネットという、これまた大変便利な代物を利用し「**ドクターハッシー（内科医 橋本将吉）**」というニックネームで、YouTube や TikTok という動画配信サイトでも、健康や医学に関する情報を幅広く発信しております。

動画の中には当然、本書のテーマでもある薬についての話も含まれます。視聴者の方から頂いた質問やリクエストも、本書の執筆に無断で活用させていただいております。

さて、お話しし始めると止まらなくなる癖がありますので、そろそろ「はじめに」を終えたいと思いますが、本書の執筆を決めた理由についてだけ、最後にお話しさせてください。

理由の一つは、一般の方に向けた「医学教育」というおしゃべり好きな私の趣味でございますが、もう一つは「**悲しみ**」です。

巷《ちまた》には、医学や健康に関する情報が氾濫しているように感じます。

私なんぞよりも臨床経験の豊富な素晴らしい医師が執筆する、素晴らしく有益な書籍もあれば、怪しいだけでなく、明らかに健康を害するような危険な書籍も数多く並んでいます。

恐る恐るそれらの本を手に取りますと、

「医者や病院を信用してはいけない」

「製薬会社とつながっていて、稼ぐために騙しているんだ」

「全ての病気に薬は使ってはいけない」

「〇〇という方法で全てはうまくいく」

というような、頑張って治療に専念している患者さんの不安を明らかに煽るような、目を疑う表現も数多く見受けられます。

私はあまり怒るのが得意ではありませんので、どうしても悲しみが勝ってしまいます。

そのため、少しでも治療中の患者さんの不安が無くなるように祈りながら、できるだけわかりやすく、大切なことは何度も繰り返しながら本書を執筆しました。

難しい部分や理解が困難な部分があっても、絶対に悲しまないでください。

問題は私の説明力、そして文章力でございます。文章力は私の伸びしろです。

そして、私の大好きな医学や薬の勉強に興味を持ってくれた方にも、そして可愛い可愛い医療系の学生さんにも、人生のバイブルとしていただけるような、そんな本を目指して執筆しました。

「いつか役に立つだろう。何かの縁だ。買っておこう」ぐらいの軽い気持ちで、家に置いておいてもらえると嬉しいです。

さらに、それを家族が勝手に読んでくれれば、あなたは家族の健康に寄与することになります。

ちなみに、本書は夜な夜な歩き出さないよう十分注意して執筆しておりますのでご安心ください。


医学も医療も、そして当然、薬も日進月歩で進化する世界です。

本書は必ず、いつか古い情報となり、どんどん使えなくなります。

「第1章」「第4章」「第5章」は、薬の大原則と言うべき話ですが「第2章」と「第3章」はどんどん新しくなる内容です。

現時点（2021年6月）で、最新の情報と私の見解を基に執筆しております。

それでは、本書をお楽しみください。

お手に取っていただき、ありがとうございます！

内科医 橋本将吉（ドクターハッシー）

目次

第2章　最近わかった、薬の「意外な」新常識

第3章　疾患別の処方薬の解説

第4章　薬以外で病気や症状に勝つ方法

第5章　患者さんの心得
～的確な処方をしてもらうために～

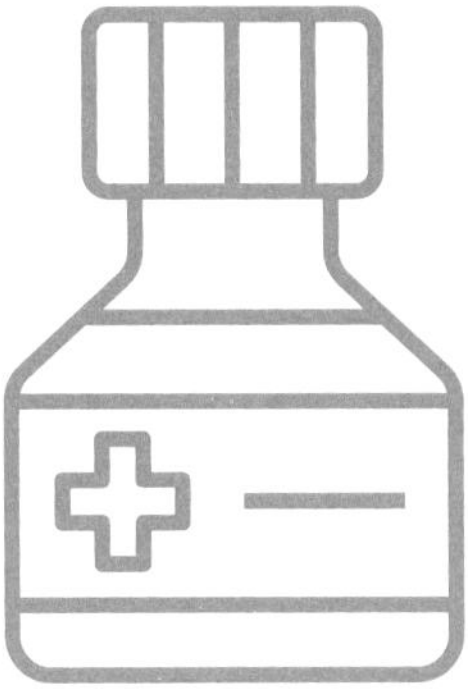

第1章 薬の大原則

第1節　薬は「天使」である

薬を使うと、人の身体に変化が起こります。

そして、身体にとって良い変化が起きた場合には、薬は「天使」に見えますし、良くない変化が起きた場合には、薬は「悪魔」に見えてしまいます。

そこではじめに、第1節では「**薬は天使である**」という側面を見ていただければと思います。ちなみに私自身は自称天使です。

薬は「天使」として作る「ルール」がある

皆様は「薬を作る時にはルールがある」という話を聞いたことがありますか。

もし誰もルールを守らなければ、世の中は危ない薬であふれかえってしまいます。

さて、ルールというのはズバリ「法律」です。少し難しい話ではありますが、このルールを知ることで、薬は「天使」であるという認識を深めることができます。

薬に関してのルールは「医薬品、医療機器等の品質、有効性及び安全性の確保等に関する法律（医薬品医療機器等法。以下、本書では「**薬機法**」とします）」という法律に書かれています。ちなみに、**薬の正式な名称は「医薬品」**です。

薬機法2条1項には「医薬品の定義」が書かれています。要は「法律的に薬とは何か」ということですね。ですが、知りたいけど薬機法なんて読んでいられるかという方に向けて、私が一言でまとめておきます。


薬（医薬品）は「人の病気の治療に使用されるもの」である。


まとめすぎて色んな人に怒られそうな気がしますが、気にしないのも勇気です。

薬は法律的に「人の病気の治療に使用されるもの」なのです。

つまり、感覚的ではなく法律的な観点からも「薬は、人が生きるのをサポートする方法」つまり「天使」として定義されているのです。

そして、薬機法には「薬を作る業者さんは、人が生きるのをサポートするように、きちんと薬を作ってくださいね」と詳しく書かれています。ちなみに、本書の執筆のために全部読んだ私の感想は「そんな躍起《やっき》になって書かなくても」というものでした。躍起と薬機がかかってます。いいですか、私の本で油断してはいけません。

さて、法律の小難しい話はいったんここまでにしまして、次に「薬が存在する目的」について見て参りましょう。言い換えますと「薬は何のために使われるのか」「薬は何のために作られているのか」つまり「薬の目的」ということですね。

薬の目的を聞くと「天使」だな〜と思う

本書をお読みいただいている多くの方は「薬は様々な理由で使われる」ということを既に知っていることでしょう。その通り、薬は適材適所で使用され「天使」としての効果を発揮します。

さて、薬が使われる理由には、大きく分けて4つあります。

ただ、全ての薬がこの4つの目的全てを兼ね備えているわけではありませんし、薬によっては1つや2つの目的だけを持つものもございます。あくまで概念としてお読みいただけましたら幸いです。

薬の目的① 病気の原因を解決する

さて、薬が使われる時には様々な目的がある、とお話ししました。

薬の目的①病気の原因を解決する

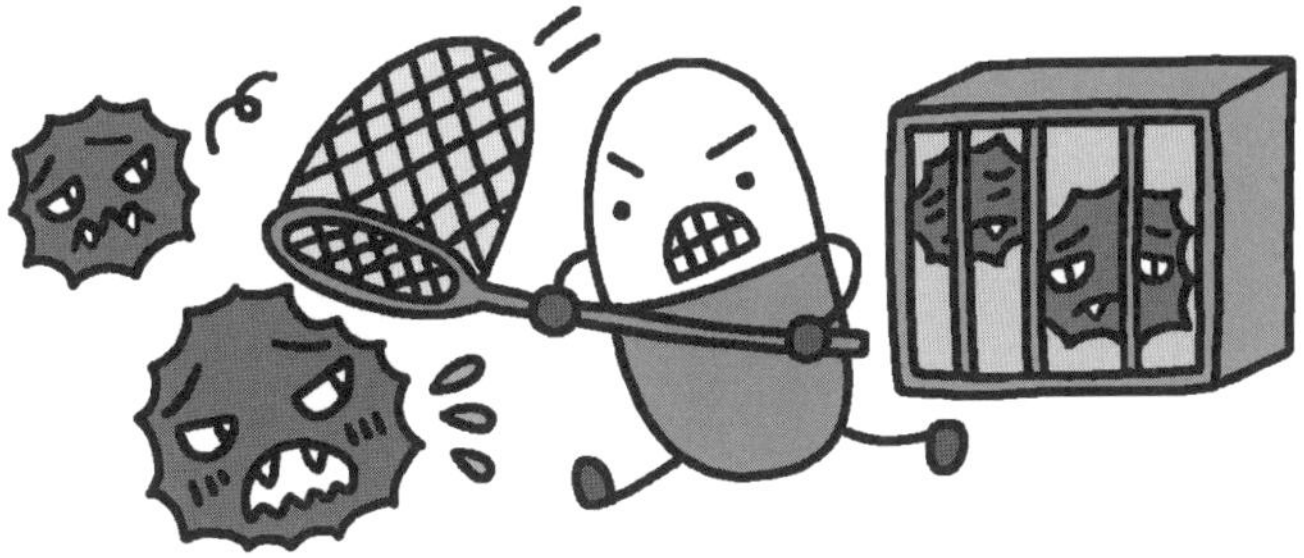

その目的の一つは「**病気の原因を解決すること**」です。少し詳しく説明します。

多くの病気には原因があります。もしその原因を突き止め、薬でその原因を解決できれば、病気を治すことができるかもしれません。例えば、ある感染症では、ある菌が原因となり、身体の中で増殖したり、毒素を出したりして、人間の身体に悪さをします。そこで薬の登場です！　その原因となる菌を攻撃する「抗菌薬」を使えば、その感染症を治療することができます。この時の抗菌薬が、いわゆる「原因を解決する薬」に当たります。ウイルスや真菌《しんきん》（カビ）を攻撃する、抗ウイルス薬や抗真菌薬も同じですね。

ちなみにこの、病気の「原因」に注目して治療をする方法を「**原因療法**」と呼びます。原因療法で、病気の原因から治療することができれば、原因から生まれる様々な症状に振り回されることも少なくなる、というのは魅力的ですよね。「病気の原因を解決する薬」は、医療の世界ではとても重宝されます。まさに「天使」ですね。

薬の目的② 症状を抑える

次に、薬を使う二つ目の目的は「**症状を抑えること**」です。

さて、ここまで触れてきませんでしたが「症状」は「病気」とは少し違います。「病気」とは「大腿骨頸部骨折《だいたいこつけいぶ》」や「脳出血」などの病名がついているもので、一方で「めまいがする」「ピリピリする」など、本人の感じている感覚を「症状」と言います。医学や医療を学び始めた方が、一番初めに混乱するポイントでもあります。使い慣れると一皮むけます。

話を元に戻します。薬を使う目的の一つは「症状を抑える」ということです。症状は「感覚」です。「感覚」は皮膚の表面から神経（脊髄《せきずい》）を伝わって脳に向かいます。もしその痛みが伝わる途中で、薬を使って邪魔をすることができれば、症状は感じなくなるはずですよね。その薬はまさしく「症状を抑える」のが目的です。

例として「症状を抑える薬」をあげてみます。リンデロンやロコイド（ステロイド外用剤）などのかゆみ止めは、かゆい場所に塗り、その場で起こっている炎症を抑えることで「かゆい」という「症状」を抑えます。ロキソニン（一般名：ロキソプロフェンナトリウ

薬の目的②症状を抑える

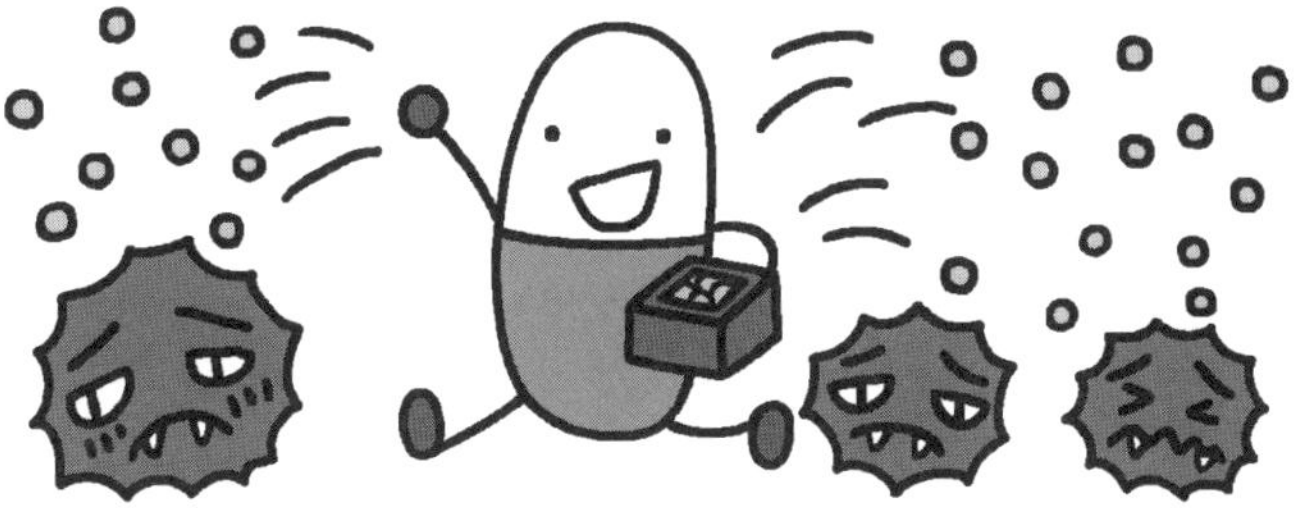

ム水和物、解熱消炎鎮痛薬）などの痛み止めも同じように、痛みが発生している場所での炎症を抑えることで、痛みという「症状」を抑えます。

ちなみにこの、症状を抑える薬を使う治療を「**対症療法**」と呼びます（多くの人が「対処療法」という言葉を使っていますが、正確には「症状に対して」行う治療なので「対症療法」です）。

対症療法は「行き当たりばったり」のように聞こえがちですがそうではありません。私も医師になるまで実感がありませんでしたが、世の中には悲しくなるほど理不尽な病気が本当にたくさんあります。特に、慢性的につらい症状が続く病気の場合には、症状を抑える薬がこれほど「天使」であると感じる薬はありません。読者様は正しい知識を身につけ「薬は使いすぎない方が良いって誰かが言ってたよ」なんて、悲しい言葉を言わないようにしてくださいね。

薬の目的③　病気を予防する

薬を使う三つ目の目的は「**病気の予防をすること**」です。いわゆる「予防薬」ですね。これは比較的イメージが湧きやすいのではないかと思います。

例としては喘息の予防薬があります。喘息については第3章で詳しく説明しますが、喘息はアレルギーや炎症などが原因で、空気の通り道である気道（気管）が狭くなってしまい、息が吐きづらくなってしまう病気です。普段から薬を使って、そうならないようにするのが、喘息の「予防薬」ということになります。

フルタイドやパルミコート（吸入ステロイド）などの喘息発作の予防薬は、この気管に起きてしまう炎症を、普段から抑えるようにするための薬です。昔は「副作用のある、できるだけ使わない方が良い薬」と考えられていましたが、喘息は発作が起きると危ない病気であること、普段から発作を起こさない方が将来的に良いことなどが明らかになり、普段から薬を使って、喘息発作を予防する治療が一般的となっています。

喘息発作の大変さを知っていると、やはり予防薬は「天使」であると強く感じます。他

薬の目的③病気を予防する

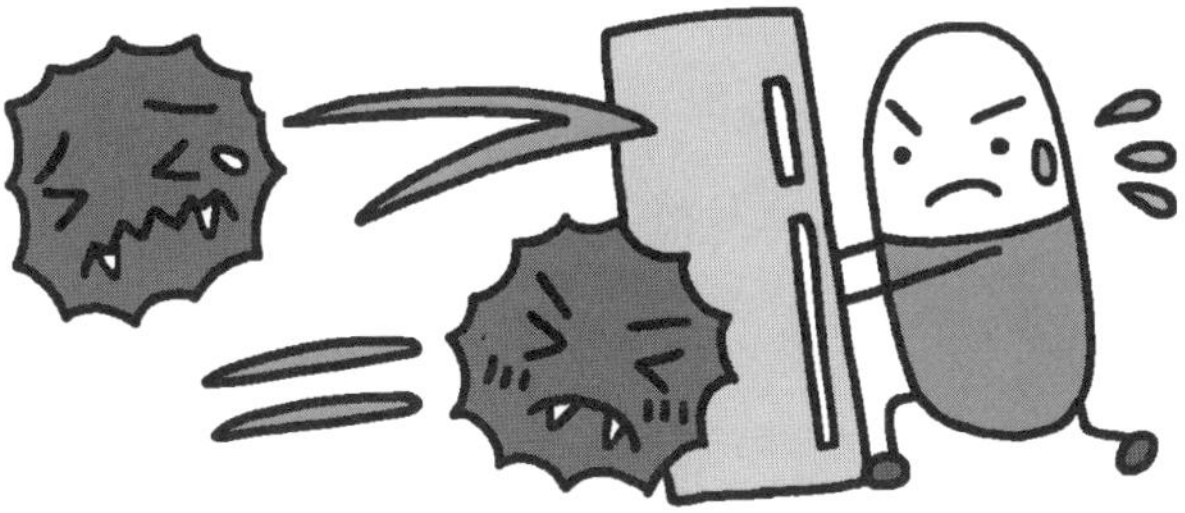

にも様々な予防薬がありますが、何かが起きてから対処するのではない予防薬は、たくさんの悲しみを減らすことにつながります。

この世から少しでも多くの、病気で苦しむ方を減らすためにも、様々な予防薬が開発されることを期待せずにはいられません。

薬の目的④　不足している分を補う

そして、薬の目的の四つ目です。薬の中には「不足している分を補う」目的のものがあります。

皆様は「インスリン」というホルモンをご存知でしょうか。身体の中には、血液中を流れる糖分の値（血糖値）を下げるためのホルモン「インスリン」が流れています。インスリンは、食後に膵《すい》臓から分泌されて、血糖値が高すぎる状態（高血糖）になるの

薬の目的④不足している分を補う

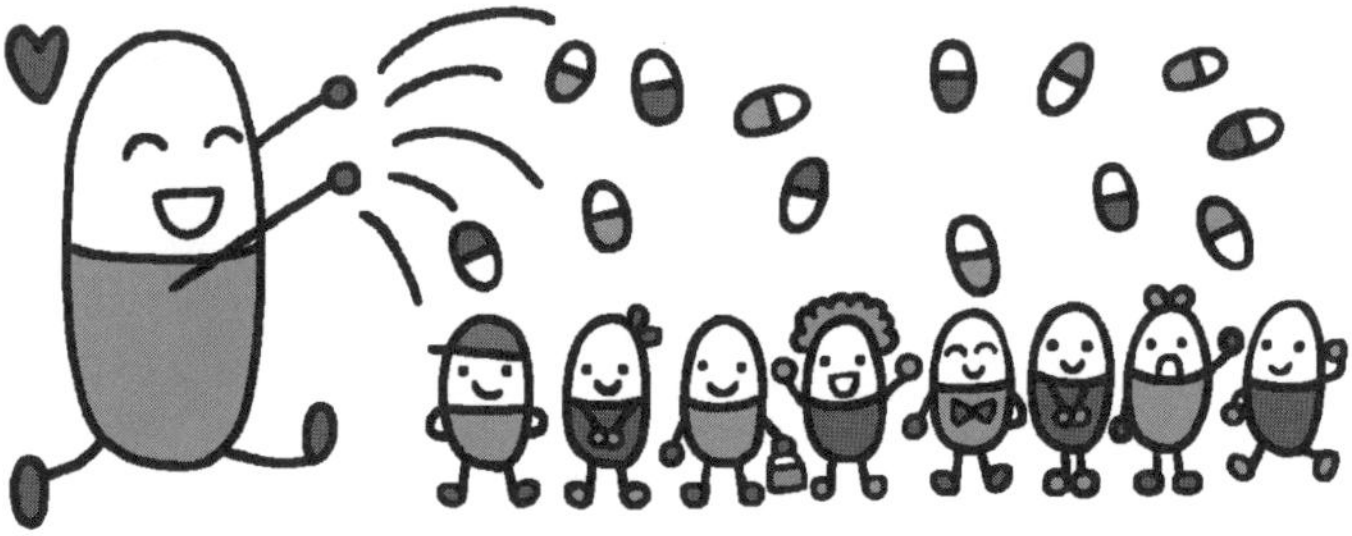

を防いでくれる、とても大切なホルモンです。もしインスリンが無く、高血糖の状態が続いてしまうと、身体中の臓器が傷ついてしまうだけでなく、脳も働かなくなってしまって命に係わることもあります。

細かい説明は第3章に任せますが、このインスリンの量が足りない病気を「糖尿病」と言います。そして糖尿病治療の一つに、不足している分のインスリンを、注射して補う治療があります。この時、インスリンという注射薬の目的は「不足した分を補う」というものです。

他にも、下垂体《かすいたい》機能低下症や甲状腺機能低下症などのホルモンの量が不足する病気や、貧血の鉄不足など、様々な病気で「不足している分を補う」薬が使われています。足りない分を補うというシンプルな発想ですが、とても有益な治療であることは間違いありません。まさしくこの目的で使われる薬も「天使」であると言えるでしょう。ちなみに、この不足している分を補う治療の仕方を「補充療法」と言います。

このように、薬には主に4つの目的があります。

先程も説明した通り、ある薬が症状を抑える効果（②）と予防する効果（③）の両方を持っている場合もありますし、不足分を補う（④）ことで、特定の病気の予防（③）につながっている場合もあります。ですので、あくまで概念としてご理解いただければと思います。

ちなみに、世界的なアニメとして知られるドラゴンボールには「仙豆」と呼ばれる万能な薬が登場しますが、③の予防以外のほぼ全ての効果を備えています。そんな夢のような薬が開発されたら…期待してしまいますよね。

さて、様々な薬の目的を見て参りましたが、いかがでしたか。

このように、薬は様々な目的で作られ「天使」として使われているということがご理解いただけたかと思います。

それでもまだ「本当に薬は天使なのか？」と疑う方もいるかもしれません。

そこで今度は「**薬はどうやって作られるのか**」という、少し違う角度の視点から、薬は本当に「天使」なのか、考えて参りたいと思います。

薬は「天使」になるために、たくさんの時間がかかる

では、薬自体はどうやって作られるのでしょうか。

それを知ると、薬は本当に天使なのかどうかが見えてきます。

薬は「天使」のような効果を発揮するように、きちんと作られているのでしょうか。


本書を手に取るほどの聡明な方の中には、既にお気づきの方もいらっしゃるかと思いますが、これは「**創薬**《そうやく》」という分野の話です。

医薬品の世界では、薬が作られるまでの過程を「創薬」と呼びます。

そしてこの創薬は5つの段階に分かれています。

①基礎研究（2～3年）

まず最初は「**基礎研究**」と呼ばれる段階です。

薬として使えそうな、効果のありそうな成分を見つけるために、森や温泉などの自然界を探したり、様々な種類の物質を合成したりします。この基礎の段階で、たくさんの研究が行われますので「基礎研究」と呼ばれます。

薬を作って売るのはとにかく大変！

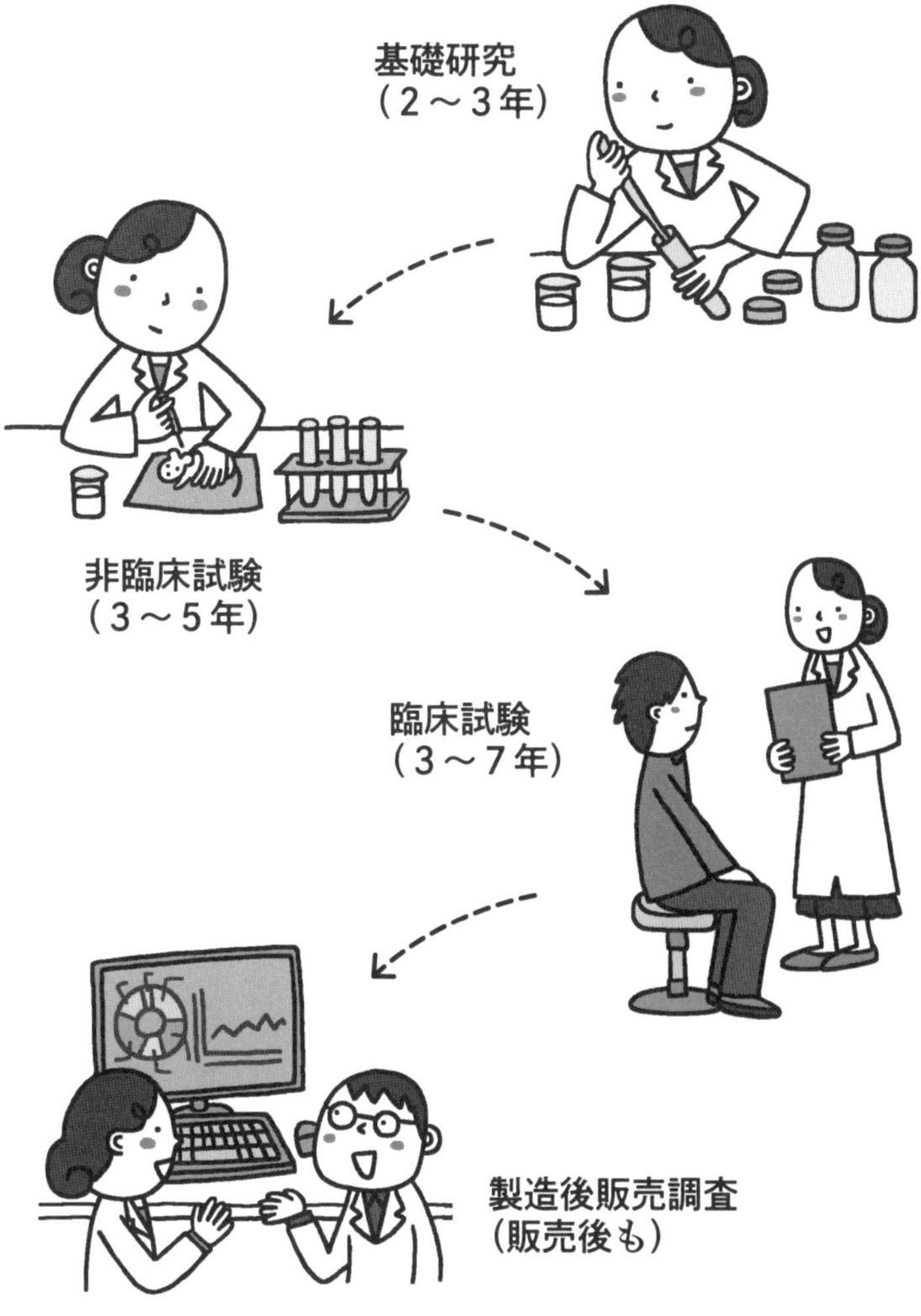

「薬になりそうだけど、望ましくない作用もありそうだ」

「良い作用もありそうだけど、それほど効果は強くないかもしれない」

「これは残念ながら、薬どころか毒になってしまうからダメだな」

こういった薬の候補をどんどん除外していきながら「これは本当に薬になりそうだ」と言う候補を厳選します。ちなみに、**既にこの時点で一般的には2〜3年ほどの時間がかかります**。本当に薬として役に立つかどうか、2〜3年かけて選ばれている、と考えていただいても良いでしょう。「天使」への道は険しいのです。まるで人生の様です。

②非臨床試験（3〜5年）

基礎研究で選ばれた薬は「**非臨床試験**」に移ります。

非臨床試験では、その物質をどれくらい使えばどれくらいの効果があるのか（有効性）や、本当に安全に使うことができるか（安全性）を、実際に動物を用いて確認します。とても残酷に聞こえますが、実際に生き物で試すことで、毒性や吸収のされ方、どの臓器に影響を与えるのか、どのように代謝され、どのように身体から捨てられるのか（排泄）など、多くの大切な情報を知ることにつながるのです。それらをまとめて、薬理学の世界では「薬物動態」と呼びます（多くの医学生にとっての勉強の関門でもあります）。

この非臨床試験の段階で「やはり効果が薄い」「効果はあるけれど、安全性に問題がある」と判断されるものは山ほどあります。ちなみに、非臨床試験は一般的に3~5年ほどの時間がかかります。候補の薬を動物に投与してから、どのような影響があるのか、時間をかけて丁寧に観察する必要があるからです。長い時間が経過してから出現してしまう副作用もありますからね。基礎研究と非臨床試験を合わせ、**既に「天使」への道のりは5~8年以上経過しています**（医学部でさえ6年制です）。

③臨床試験（3~7年）

そして、基礎研究と非臨床試験を乗り越えた薬は「**臨床試験**」に移ります。

臨床試験ではますます本格的になり、薬を投与する相手は「患者さん」や「健康な人」です。その薬が本当に効果があるかどうか（有効性）や安全性、目的のためにはどれくらい飲めばいいのか、つまり用法や用量などが検討されます。「治験《ちけん》」と言う言葉を知っている方もいると思いますが、治験も臨床試験のうちの一つです。人を対象とした研究の中でも、新薬の開発を目的とされている試験が治験と呼ばれます。この**臨床試験では、およそ3~7年ほどの時間がかかります**。

やっと、やっとこれらの試験を乗り越え、はじめて厚生労働省に「薬として認めてください」という申請ができます。申請が受理されると審査が行われます。審査に合格し承認されれば、販売へと進むことができます。**この過程にも2~3年の時間がかかります**。薬が「天使」として認められて世に送り出されるまでの道のりは、もはや東京タワーをよじ登るようなものだということが、おわかりいただけるかと思います。わかりにくい方は、東京スカイツリーでも大丈夫です。

④製造販売後調査（販売後も）

「もういいよ、ご馳走様でした。大変なのはわかりました。もう十分です」という声が聞こえてきました。嬉しいです。ですが、まだダメです。終わりではありません。販売され始めた薬は「製造販売後調査」と言って、**その薬の副作用や有用性など、4年〜10年以上かけて、様々な観点でデータが集められます。**「追っかけられて調査される」という意味で「追跡調査」と言います。つまり、薬が売られるようになったら終わりではないのです。売られるようになり、たくさんの人に使われるようになって、初めてわかることも多くあるからです。いいですか、追跡調査です。誰でも追跡されるのは嫌なものです。薬に同情するようになったら一人前です。

このように、日本ではおよそ10年から20年をかけて1つの薬が使われるようになり、販売後も追跡され、データを収集され続けます。少し専門的な話になってしまいましたが、薬が「天使」として世に出されるためには、相当な手間をかけられているんだなあ、というイメージを持っていただければと思います。

手間を省けば省くほど、早く簡単に薬を作れるのでしょうが、その分、安全性や有効性などの「天使」としての側面が足りなくなることになります。

では続きまして、私がよくご質問を頂きます「薬にはどのような種類があるのか」という話をします。

医療用医薬品や一般用医薬品といった、薬の種類（分類）の話なのですが、普通にお話ししても面白くありませんので、本書を手に取ったメリットを感じていただくために、私なりにアレンジを加えた「**医師の観点**」から説明をしたいと思います。

処方薬と市販薬はどちらも「天使」

そろそろ「天使」という言葉に飽きてきた所かと思います。さらに聞くと怒りに変わりやすいのでご注意ください。

周りを見渡すと様々な薬がありますね。医師に処方してもらえる薬、薬局で買える薬、コンビニでも売られている薬、インターネットで買える薬などなど。日本は特に、いつでも薬を購入することができます。

そんな薬ですが、きちんと分類されています。薬は大きく分けて二種類あり、それは「**医師に処方される処方薬**」と「**医師がいなくても購入できる市販薬**」です。

医者が出すか出さないか、これでまず二種類に分かれます。

前者についてですが、医師に薬を処方される時には「**処方箋**」という薬の説明書が付いてきます。「処方箋」は、医師という医療の専門家が「この薬をこんな風に飲んでくださいね」と言って患者さんに渡す「薬の説明書」のことです。病院の出口で捨てるのは、少し心が傷つくのでおやめください。つまり「処方薬」は、この「処方箋」が必要な薬と言い換えることもできます。

一方で、後者の「市販薬」は、この処方箋なしで購入できます。つまり市販薬を使う時には、面倒な医師の意見は必要ありません。病院という場所は、薬をもらうだけでもイライラすることはしょっちゅうです。大声で言ったことはありませんが、市販薬はなんとも便利です。

長くなりましたのでまとめます。

薬には二種類あります。医師が処方するかどうかです。**医師が処方した薬は「処方薬」**と呼ばれ、**医師の処方が不要な場合には「市販薬」**と呼ばれます。ちなみに「処方薬」は医師が関わっているという意味では安心・安全がウリで「市販薬」は医師が関わらないので手っ取り早く使うことができるのがメリット、ということができます。

それでは、さらに具体的に見て参りましょう。

分類にはあまり興味がないよ、という方もいるかもしれませんが、サラッと読むだけでもイメージがつかめるかと思います。

「処方薬」には**①医療用医薬品**があり「市販薬」には**②要指導医薬品**と**③一般用医薬品**がある、という話です。それぞれ具体的に説明して参ります。

①医療用医薬品は「効き目が強い」

薬には、医師が処方する「処方薬」と、そうでない「市販薬」があると説明しました。ここで説明する「**医療用医薬品**」は、ご想像の通り「処方薬」です。医師が書く薬の説明書「処方箋」に基づいて処方される薬なので「処方箋医薬品」などと呼ばれることもあります。言葉を覚える必要はありません。暗記をするための時間があったら、ストレッチや運動にあてていただいた方が健康になるというものです。

医療用医薬品は通常、処方箋なしで使える「市販薬」に比べて効き目が強く、効果を実感しやすい一方で、その分副作用の危険性が高い薬が多いです。そのため病院や施設などで、医師が診断して発行した処方箋を元に、薬剤師さんが調剤します。具体的には、医師が患者さんの身体を診察し、病気やけがを治すために薬が必要かどうかを判断し、一人ひとりの病気や症状、体質や年齢など、様々な条件を考えた上で「この薬を、これくらいの量で」というように計算して、処方箋を発行し、その処方箋に基づいて、専門の薬局や病院の窓口の薬剤師さんが薬を調剤する、といった流れです。

まとめます。医療用医薬品は、効き目が強くて効果を実感しやすい「天使」ですが、副作用の心配も大きいので、医師の書いた説明書である「処方箋」を基にして、薬剤師さんによって作られ、そして使うことができるという仕組みになっています。

②要指導医薬品は「元」医療用医薬品

次は**要指導医薬品**についてお話しします。

要指導医薬品は、その名前の通り「指導が必要ですよ、医師の処方箋は必要ありませんがね」という意味があります。つまり、処方薬ではなく市販薬に属します。

もう少し丁寧に説明しますと、要指導医薬品は、もともと医療用医薬品に分けられていた医薬品が、さらに多くの患者さんに手が届きやすくなるように認められたものです。つまり「元」医療用医薬品なので、効き目が強いというメリットを残したまま、病院に行かなくても、つまり医師が処方箋を出さなくても、患者さんが購入して使うことができるという優れものです。一部のアレルギー薬や婦人科の薬などが要指導医薬品として認められています。

そんな便利な要指導医薬品ですが、当然デメリットもあります。その薬が「医療用医薬品」だった頃には、病気や症状を医師に説明すれば、医師が色々と考えて処方してくれていたので、患者さんもあまり考える必要が無く、安全に使うことができました。しかし医

薬(医薬品)の全体像

処方薬

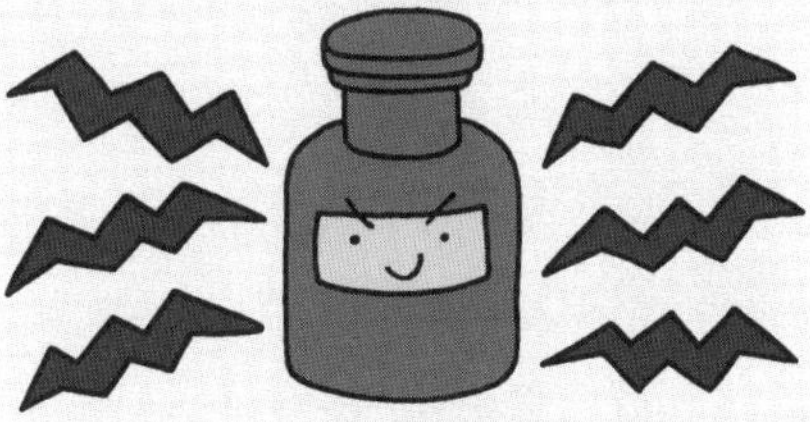

①医療用医薬品

市販薬

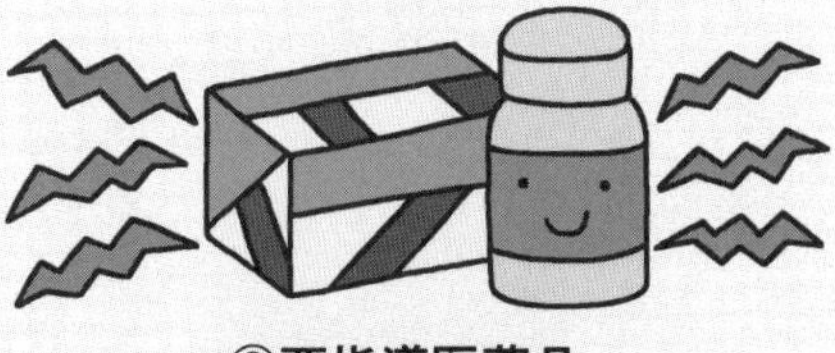

②要指導医薬品

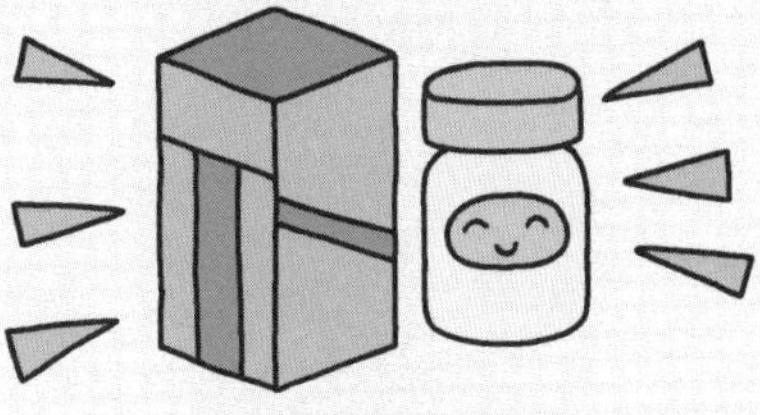

③一般用医薬品

療用医薬品から要指導医薬品に変わったことにより、多くの人の手に届きやすくなったメリットがある一方で、安全性の観点が多少弱くなっています。

そこで、薬剤師さんの説明を聞かなければ購入できないルールになっており、インターネットでの販売は禁止されています。「急いでいるので説明は大丈夫です」と断りたくても、店舗側に書面を使っての情報提供が義務付けられているので、説明を断ることはできません。また薬を購入する人が直接薬を手に取れないように、薬剤師さんのいるカウンターの後ろの棚や、カウンターの鍵付きのショーケースの中に置かれていないといけない、という販売者側のルールもあります。

まとめます。要指導医薬品は、より多くの患者さんの手に届くようになった「元」医療用医薬品です。病院に行かずに（医師の処方を受けずに）薬剤師さんの説明を受けることで購入できる、大変便利な医薬品である、ということができます。あ、もちろん天使のような存在です。

③一般用医薬品は「手に入れやすい」

最後に、**一般用医薬品**についての説明です。

一般用医薬品もまた文字の通り「一般の方が購入できる医薬品」です。医師の処方は必要ありませんので、これも市販薬の仲間になりますね。誰にでも購入が可能です。

一般用医薬品は、その入手のしやすさから「大衆薬」と呼ばれたり「OTC薬（Over The Counter＝カウンター越しで購入できる）」と呼ばれたりします。まさに頼もしい「天使」ですね（無理矢理感を感じてはいけません）。

さらに一般用医薬品は「副作用の危険度」が高い順番に、第一類医薬品、第二類医薬品、第三類医薬品に分類されています。数百人に一人くらいの興味のある方に向けて、少しだけ簡単に説明します。

第一類医薬品は、一般用医薬品としての使用実績が少ないものや、副作用や飲み合わせに注意が必要なものです。そのため、この第一類医薬品を購入するためには、薬剤師さんの説明を聞かないと購入できません。ロキソニン（一般名：ロキソプロフェンナトリウム水和物、解熱消炎鎮痛薬）やガスター10（一般名：ファモチジン、胃腸薬）が該当します。

第二類医薬品は、第一類医薬品ほどではありませんが、副作用・飲み合わせに注意が必要なものです。薬剤師さんまたは講習を受けた登録販売者さんの説明を受ければ購入できます。店側からの患者さんへの情報提供は「努力義務」となっています。ちなみに努力義務というのは「できるだけやりましょうね」という、感情のある人間様にとっては中々レベルの高い言葉です。第二類医薬品は、一部の風邪薬や外用痔疾用薬などが該当します。

第三類医薬品は、副作用など多少の注意を必要とするものです。特に説明がなくても購入できます。店側に義務はありませんが、購入する際に質問をすれば応じてくれます。そういえば先日、私自身が第三類医薬品を購入する際に説明を求めてみたのですが、すごく丁寧に説明をしてくれました。第三類医薬品は、一部の鎮痛消炎剤やドリンク剤などが該当します。

このように、一般用医薬品は「副作用の危険性」によって細かく分類されており、できる限り安全性を担保された上で「手に入れやすい医薬品」として販売されています。誰がなんと言おうと、まさに天使ですね。

漢方薬は「自然界から集められた」天使

さて、これまで様々な薬を紹介して参りましたが、以上は「**西洋薬**」と呼ばれ、ほとんどが「人工的」に作られたものです。しかし人類の歴史上、実はこの西洋薬は比較的新しいもので、昔から人工的に作られていたわけではありません。ではどのように治療をしていたのかと言いますと「自然界にあるもの」を利用していたのです。それを薬として形にしたものを「**漢方薬**」と言います。

世界の薬

漢方薬

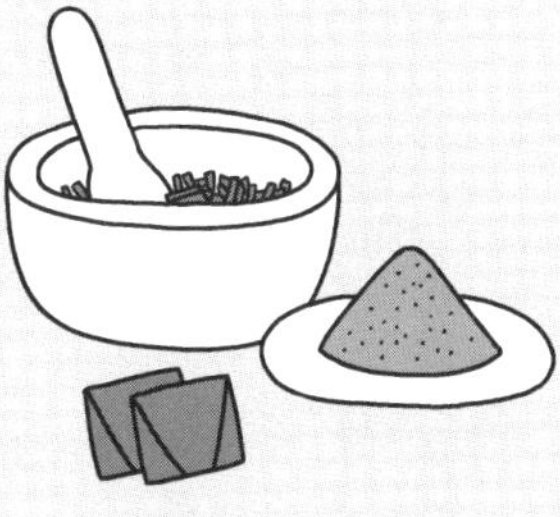

・症状に合わせて
　使われる
・全体的に治療
・効き目はマイルド
　で、持続性がある

西洋薬

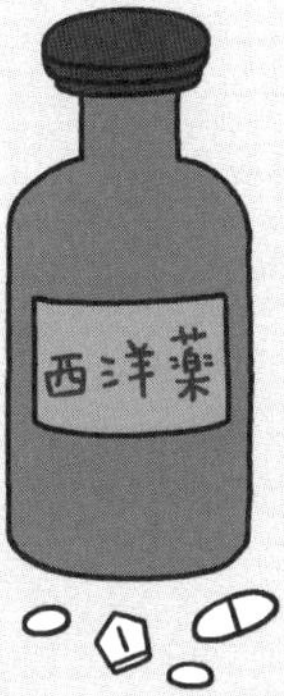

・病気に対して
　使われる
・部分的にピンポ
　イントで治療
・効き目は強く、
　即効性がある

まず、植物の葉や花、茎、枝、根、菌類、昆虫や鉱物など、自然の中で、薬としての効き目があるとされた物質を集めます。そして、保存や運搬に便利な形に加工します。それを「**生薬**《しょうやく》」と言います。その生薬を、何千年という長い年月をかけて行われた治療の経験によって、どのように組み合わせるとどんな効果が得られるか、また同時に有害ではないかどうかなど、様々なことが確かめられて生み出されたものが「漢方薬」です。つまり、漢方薬は「人の身体に役立つものだけが、自然界から集められた天使である」ということになります。

漢方薬には市販されているものもありますが、厚生労働省によって承認されているものもあり、病院で医師によって処方され、健康保険が適応されるものも多くあります。私も患者さんに処方しています。

ちなみに、漢方薬を扱う医学は「東洋医学」と呼ばれます。とてもとても長い歴史がありますが、日本では「国民皆保険制度」に相性の良い「西洋医学」を中心に発展しましたので「東洋医学」と言うと、なんだか怪しいなという顔をされることがあります。そもそも私の顔が怪しいのかもしれませんが、西洋薬も漢方薬もどちらが優れているわけではなく、両方とも人間にとって有益な「天使」です。

西洋薬と漢方薬は、実際の臨床現場でどのように使い分けられるのかという話ですが、ザックリしたイメージですと「とにかく血圧を下げよう、細菌を殺そう、眠らせよう」など、**目的がはっきりしている場合には西洋薬**を使い「なんとなくダルイ、食欲がわかない」など、**はっきりしない症状の場合には漢方薬**を使う、という感じです。西洋医学や漢方薬による治療ができるようになると、医師としては診療の幅が格段に広がりますので、着実に医療界に広がりつつあると言えます。

さて、だいぶ色々な話題に触れましたが、皆様いかがでしたでしょうか。

第1節では「薬は天使である」というお話をしました。ここまでを簡単にまとめますと「医薬品は、人間に有益な効果をもたらす「天使」であるために、最大限の努力がなされ、開発され、そして使用されている」ということになります。「薬は怖い」というイメージが先行してしまっていた方には、少し安心できる話だったのではないでしょうか。

次の第2節は、薬が持つマイナスの側面について、つまり「**薬は悪魔にもなりうる**」ということについて、お話ししていきたいと思います。

第2節　薬は「悪魔」にもなる

第2節では薬が「悪魔」にもなるという側面を見て参ります。
皆様がこの薬の「天使」と「悪魔」の両面を理解した時、初めて
「薬は、治療をする時に、出来るだけ最後の手段として使われるべきなのだ」
という結論が見えてくることでしょう。

薬の「代謝《たいしゃ》の違い」は悪魔となりうる

薬について話をする時には、薬の代謝について説明しておかなければなりません。

皆様「**代謝**」という言葉をご存知でしょうか。代謝は「代わる」という文字が入っているように「変化」を意味する言葉です。少し詳しく説明します。


そもそも、人間は生きていくために、食べ物からエネルギーを摂取する必要があります。

食べ物は、はじめに口の中で咀嚼することで形を変え（代わる）、次に唾液と混じることで

少し分解され（代わる）、そして食道を通って胃に送られて、さらにそこで胃酸とかき混ぜられながら握りつぶされ（代わる）、腸管《ちょうかん》に送られながらさらに分解されて（代わる）、吸収されていきます。たくさんの「代わる」つまり「変化」がありますね。

まだまだ「変化」は続きます。吸収されて血液に入った食べ物たち（もはや原型はありませんが）は、門脈《もんみゃく》という太い血管に入って肝臓に向かい、そこで形を変えて（代わる）蓄えられます。少し専門的ですが、例えばグルコースはグリコーゲンに、アミノ酸はグリセロールとつながってトリアシルグリセロールに、といった様子です。ここでも、蓄えられやすい形に「代わって」蓄えられるのです。そして、必要になった時には改めて分解されて（代わる）、血液にのって、必要な臓器に向かい、使われる（代わる）のです。

このように、**必要な時に必要な形に代わる様子全てを、まとめて「代謝」と言います。**「代わる」の部分は全て「代謝」です。少し難しく定義すると「**生命の維持のために行う、外界から取り入れた化合物を素材として行う一連の合成や化学反応のこと**」という風になります。要は「食べた物が色々代わりますよ」という意味ですね。

ではここで「薬の代謝」について考えてみましょう。

あ、難しく考える必要はありません！　確かに解剖学の言葉が多く含まれてしまいますが、薬も食べ物と同じように「代わる」んだなあ、という感覚を持っていただきたいだけです。

それでは、口から内服する薬「経口薬《けいこうやく》」の代謝を考えてみましょう。まず口から薬を入れます。少し唾液で溶けますね（代わる）。そして水と一緒に飲み込んで、食道を通って胃に向かいます。胃の中では、胃酸と反応したり、胃の動きで押しつぶされたりして、さらに細かくなります（代わる）。そして胃や腸管で吸収され、血管の中に入ります。さらに門脈を通って肝臓に入り、そこで薬の成分の多くが分解されます（代わる）。

この「肝臓を通る時」には、薬の一定量が分解されてしまいますが、なお残った薬の成分が、下大静脈《かだいじょうみゃく》を通って心臓に入り、そこから「ドックン」と全身に送られます。そして、目的としている臓器（標的臓器、ターゲット）にたどりつき、臓器の外から中に影響を与えたり、もしくは中に入って形を変えたりして（代わる）、効果を発揮します。不要になった分は、やはり肝臓や腎臓でより分解され（代わる）、便や尿に含まれて排泄されます。

さて、何をお話ししたかったのかと言いますと、**薬が代謝される時には、このように「様々な要素」が絡み合っている**ということなんです。

この**薬の代謝のされ方（過程）が全て同じ人は、この世に存在しない**んです。

肝臓や腎臓で薬が分解される力（肝機能・腎機能）は、年齢や性別や体格によっても全く異なりますし、それぞれの臓器での効果の現れ方も、人によって全く異なるのです。

つまり「薬の代謝」は全員が違います。ですので、同じ薬を使って「望んだ効果を得られる」こともあれば、そうではなく「望まない効果が強く表れてしまう」ことも当然ありま

薬は身体の中で変化していく

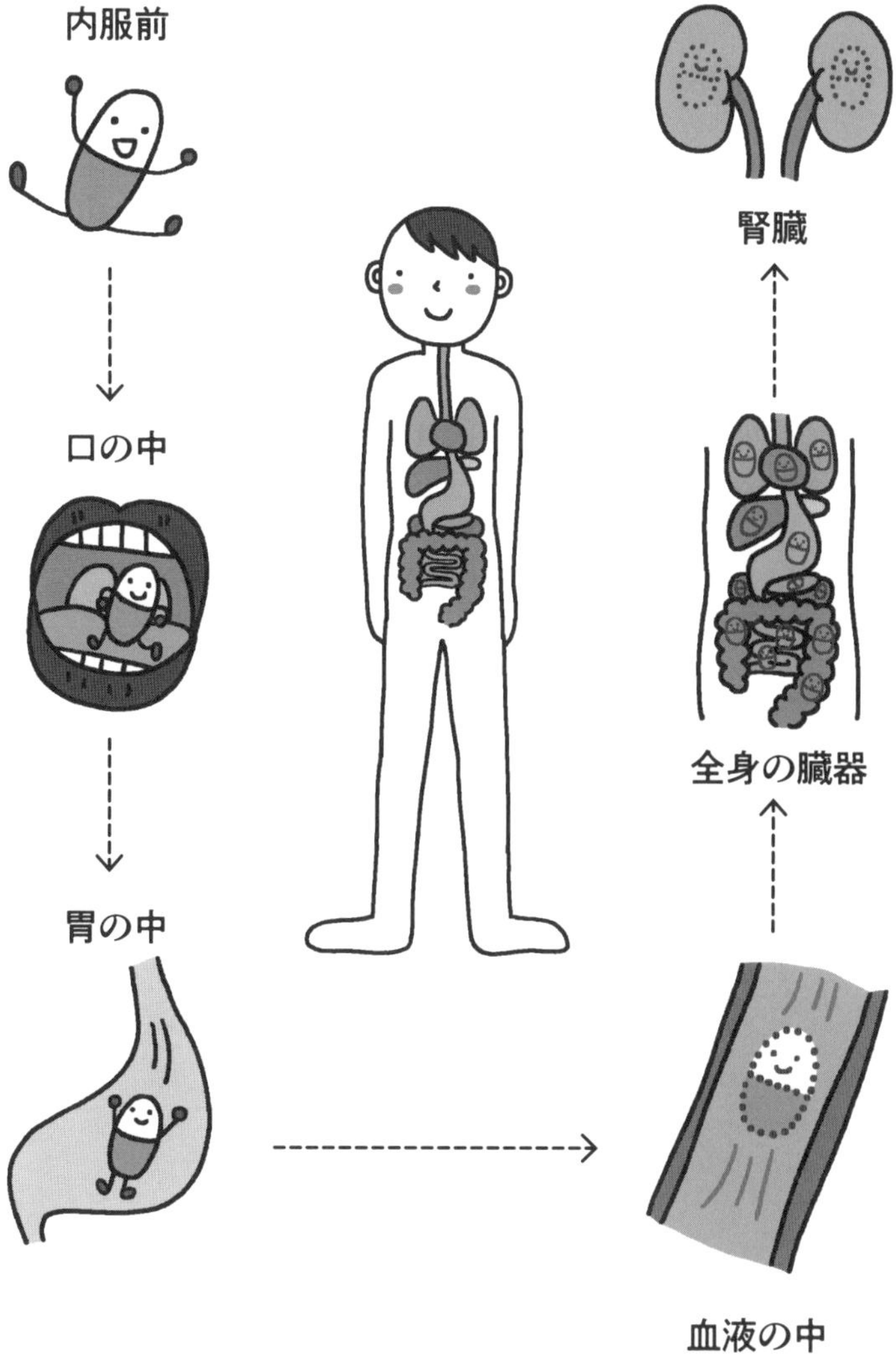

す。一般的に、医師は薬を処方する時に、小児や高齢者に投与する場合は、薬の量を「減らして」処方をしますし、どんな場合にも肝臓や腎臓の機能を注意しながら処方していま す。しかし、人間である医師の判断には、ある程度の「人間の感覚」や「人間が予測できる限界」という壁があるのも事実です。

まさに薬を飲んだ結果は「神のみぞ知る」なのです。その人間の限界を超えた時、**薬の代謝の違いは、人に害を及ぼす「悪魔」になりうる**のです。

難しいと感じた方が多いと思いますが、お話しした内容は、医学部の1~2年生で学ぶ「基礎医学」の中の「代謝学」という科目で学びます。多くの医学生の進級の関門となる分野ですので、全くわからなくても大丈夫です。安心してくださいね。私を少し褒めてくだされば、それで私は満足です。

薬の効果は、時々悪魔のように「気まぐれ」である

今度は「**薬の効果**」という点についてお話ししたいと思います。

皆様に質問です。薬の効果は「いつ」「どんな時でも」「誰にでも」「同じように」効果を発揮してくれるのでしょうか。

こんな嫌味ったらしい質問は、さすが医者と思いますよね。はい、答えは「ノー」です。

同じ薬を使っても人や条件で効果が変わる

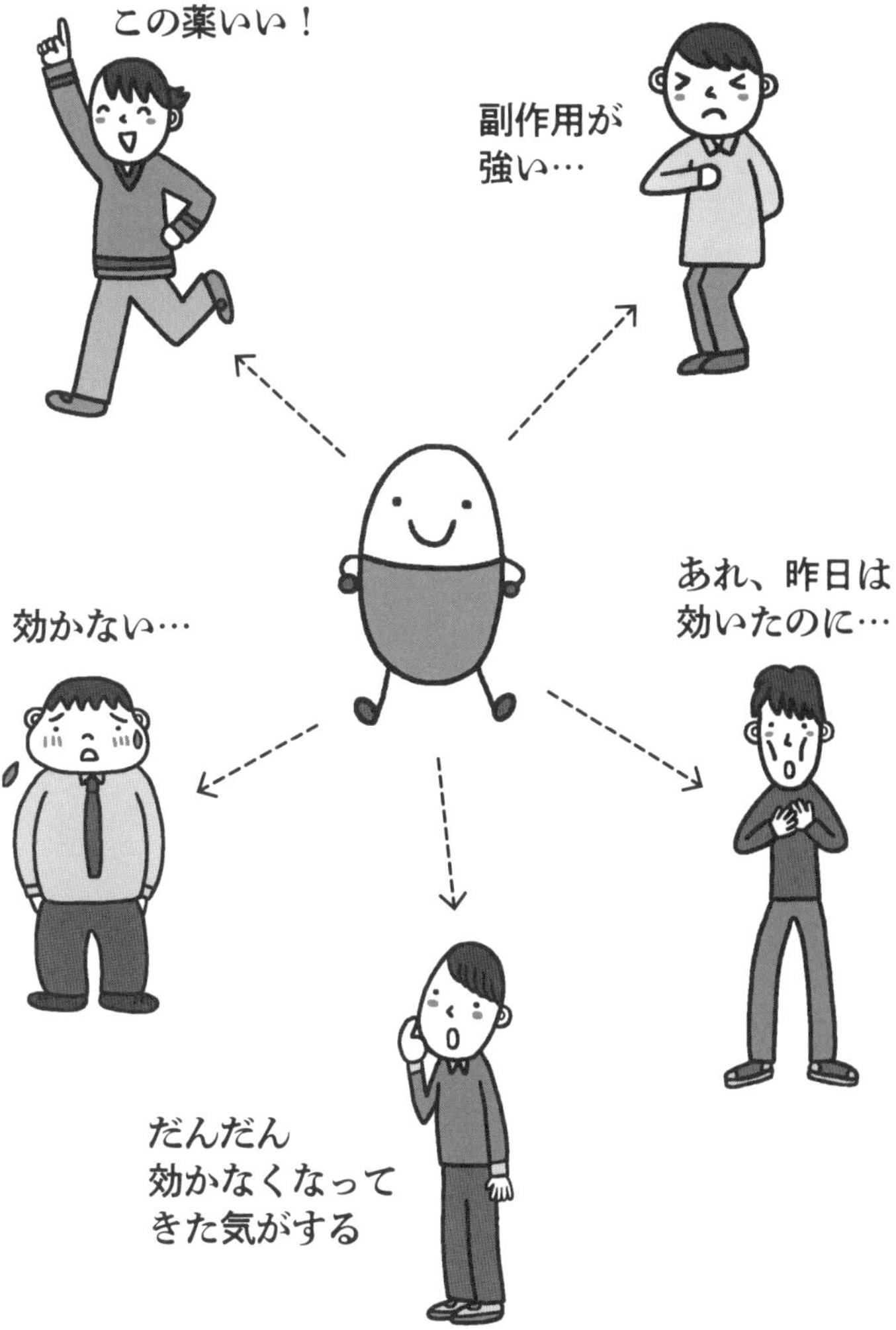

人によって、薬を飲んでからの「効きやすさ（即効性）」や「効いている時間（持続時間）」は大きく異なります。これは「薬自体の違いの話」ではなく「薬を服用した人の違い」の話です。**薬は全く同じであっても、人はみな心も身体も違うので、薬の効果は人によって違ってくる**よ、という話です。

医師は様々な患者さんに薬を処方しますが、薬の効き方の違いは、まるで「気まぐれな悪魔」のように感じることがあります。

例えば、同じ薬であっても、高齢者に出現しなかった副作用が、若い屈強な男性に出現する、ということは珍しくないのです。

それだけではありません。同じ性別、同じ年齢、同じ体格、同じ体重の二人であったとしても、一人は病気が治ったが、一人は逆に悪化してしまった、ということもあります。

効果の違いは、時に「悪魔」の装いを見せるのです。

同じ薬であったとしても、薬の効果が全く同じということは決してなく、必ず個人差が存在してしまうのです。

「だってお隣さんも飲んでるのよ！　なんで私だけこの薬が合わないのよ！」という苦情を頂くことがありますが「あなた様は世界に一つだけの花なのかもしれませんね」とお答えするようにしています。笑顔になる方は少数ですが…。

薬につきまとう「副作用」という悪魔がいる

さて、これもよく頂く質問です。

「副作用のない安全な薬はないのでしょうか？」

大変申し訳ないのですが、それは残念ながらありません…。詳しく説明します。

まず本題に入る前に、人によって「**副作用**」と言われた時に、想像する内容が異なると思います。ですので、まず「副作用とは何か」をハッキリさせておきましょう。

副作用は、薬理学の世界では「有害作用」と言います。有害作用とは「病気の予防、診断、治療の時に、一般的な量の薬を使ったにも関わらず、なぜか起きてしまった嬉しくない効果」のことです。これを簡単にまとめると「薬を使って、嫌だと感じる何かがあれば、それは副作用だ」ということになります。もっと簡単にまとめると「あなたが嫌だと感じたら、それはもう副作用だ」と言うことになります。

例を挙げてみます。例えば、早く寝るために「睡眠薬」を使って寝るとします。睡眠薬は「眠くする」という効果の薬です。ですので、もし睡眠薬を使って早く寝ることができたとしても、薬の効果が少し長く続いてしまって、翌朝に起きづらくなってしまったり、次の日の日中に眠気が残ってしまったりすることがあります。この「起きづらくなってしまった」「次の日の日中に眠かった」というのを、睡眠薬を飲んだ本人が「嫌だなあ」と感じれば、それは「副作用があった」ということになります。「睡眠薬」の「眠らせる」という効果そのものですが…。

他にも、ある目薬（点眼薬）の例を挙げましょう。目薬を使うと、実は眼から鼻に通じる「鼻涙管《びるいかん》」という管を通って、喉の方に流れていきます。もし目薬がしっかり目に効果を与えていたとしても、目薬が喉を流れる時に「苦み」を感じさせた場合には、それは「副作用」となってしまいます。人によって味覚は様々ですので、とても苦く感じて食欲がなくなってしまう人もいます。

つまり「**副作用（嫌だなと感じる作用）」は、薬の「主作用（嬉しい効果）」と表裏一体である**ということなのです。副作用なしで、主作用だけを求めることは、ほとんどの薬でとても難しいことなのです。

しかも「副作用が無い薬は無い」と言い切れる理由は、実はこれだけではありません。薬を飲んで、薬が体内に入った後のことを考えてみましょう。

薬が体内に入った後は、効果を発揮しながら、肝臓や腎臓で分解・処理され（代謝）、身体の外に捨てられます（排泄）。もしそうでなければ、身体の中にどんどん有害な物質がた

薬は人体に影響を与えるものだから…

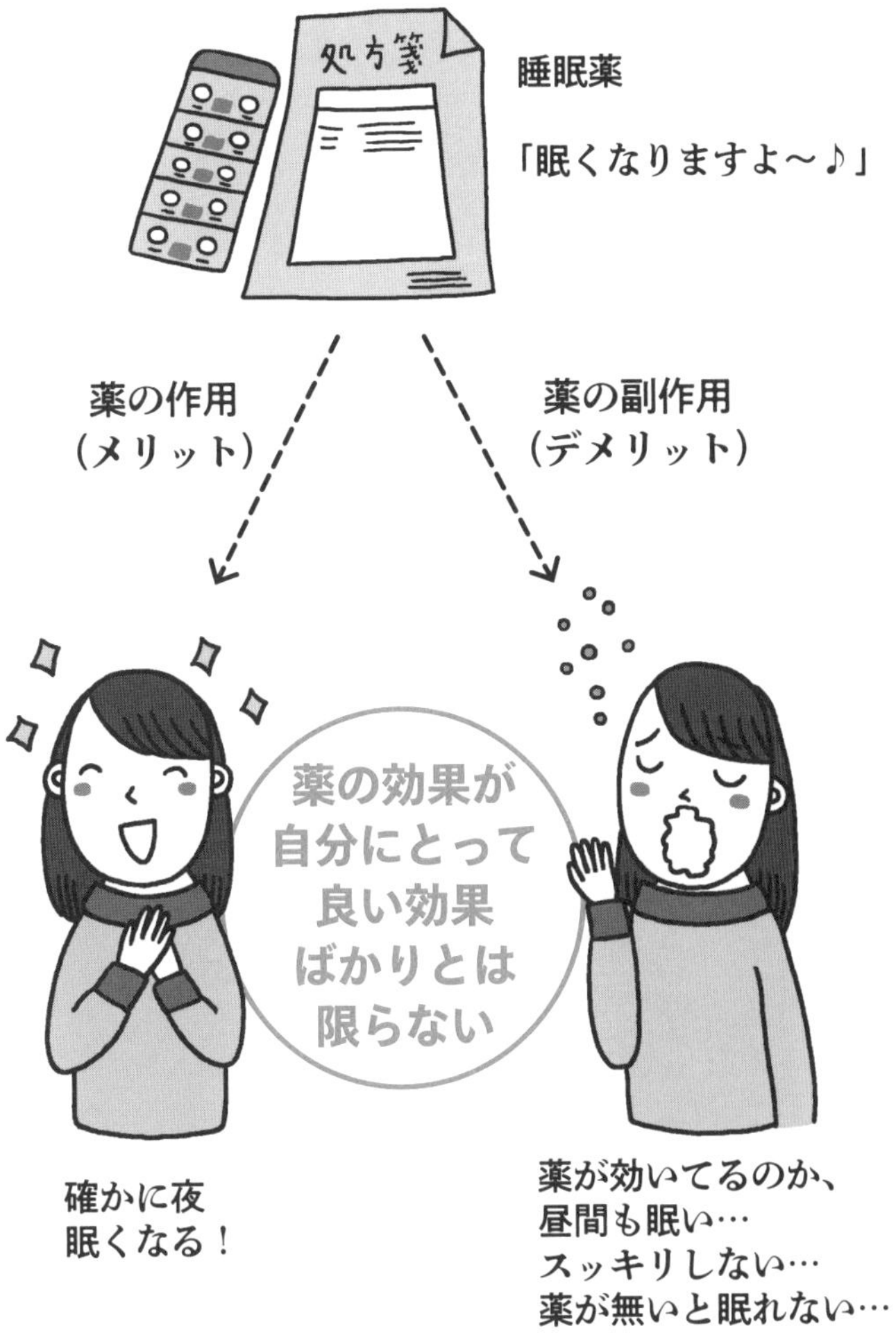
処方箋
睡眠薬
「眠くなりますよ～♪」
薬の作用
（メリット）
薬の副作用
（デメリット）
薬の効果が
自分にとって
良い効果
ばかりとは
限らない
確かに夜
眠くなる！
薬が効いてるのか、
昼間も眠い…
スッキリしない…
薬が無いと眠れない…

まってしまいますよね。

つまり、薬をきちんと分解して体外に捨てる（排泄する）ためには、肝臓や腎臓が「ある程度傷ついてしまう」ことを受け入れなければなりません。どのような薬の副作用にも「肝障害」や「腎障害」と記載されているのは、これが理由です。肝臓や腎臓が傷つくことも「副作用（人にとって嬉しくない効果）」なのです。

ダメージによっては、肝臓であれば薬剤性肝炎、急性肝炎、亜急性肝炎、劇症肝炎など、致命的な病気の発症につながってしまいますし、腎臓であれば薬剤性腎障害や急性腎不全、慢性腎障害やそれに伴う合併症、など様々な病気につながってしまいます。これらも全て「副作用（嬉しくない効果）」になります。

このように、**薬には必ず「副作用」と言う悪魔が付きまとう**のです。

注意点ですが「薬は全て危ないので、飲んでる人はやめましょうね！」という意味では決してありません！　あくまで「**不要な薬を求めたり、使ったりするのはやめましょう**」という意味です。

ほとんどの場合、医師は「メリットの方が大きい」と判断した場合に処方していますので、薬を使って治療している方は、安心して治療を続けてくださいね。私なんぞよりも、責任をもってあなたと真剣に向き合っている目の前の主治医の先生の方が、遥かに遥かに正しいことをここに明記しておきます。もはや「私が間違っている」と言っても過言ではありません。

漢方でも「副作用」という悪魔は消えない

次に、**漢方の副作用**についても多くの質問を頂きますので触れておきたいと思います。内科外来でよく聞かれますのが、次のような質問です。

「漢方には副作用がないから安心ですよね?」

「副作用が怖いので漢方を出してくれませんか?」

第1節で簡単にお話ししましたが、漢方は「自然界に存在する動植物、もしくはその一部を元にして生成した生薬を、何千年という長い年月をかけて行われた治療の経験に基づいて、どのように組み合わせると、どのような効果が得られるか、または危ない副作用がないかどうかなど、何度も何度も確かめられてまとめられた薬」です。つまり、過去の人類の経験によって体系化されたものなのです。

さて、経験によるデータは、多くの場合とても有用です。医療の多くはデータに基づくものですし、ほとんどの病気の治療ガイドラインはデータを基に作成されています。しかし、世の中はすごいスピードで変化します。人類そのものの進化、生活環境の大きな変化、凄まじいスピードで発達し続ける医学や医療、それに伴い新しく見つかった病気や症状に対しても、これからも同じように「過去の経験」が通用するかどうか、という難しさがあります。ですので「**漢方だから副作用はない**」**ということは無い**のです。そして実際、残念なことに、漢方薬の副作用に関しては、多くの報告があります。

例を挙げてみたいと思います。漢方薬の有名な副作用として、偽性アルドステロン症（偽アルドステロン症）というものがあります。少し専門的になりますが、多くの漢方に含まれる「甘草《カンゾウ》」の主成分であるグリチルリチン酸が、腎臓にある尿細管《にょうさいかん》という部分に働きかけて、ナトリウムの再吸収を促進させ、カリウムの排泄を増やしてしまうため、血液中のカリウムを減らし（低カリウム血症）、ナトリウムの量を増やすことにつながり、高血圧、手足のしびれ、ツッパリ感、こわばり、四肢《しし》の脱力、筋肉痛、全身倦怠感、浮腫《ふしゅ》、口渇《こうかつ》、食思不振《しょくし》などの様々な症状を引き起こしてしまう、というものです。「何が何やら？」という方もいらっしゃると思いますので、要は「漢方にも副作用があるんだ」ということと「橋本は時々真面目だ」ということだけおさえておいていただければ幸いです。

ちなみにこの「甘草」という成分は、内科の現場では「足のつり薬」としてよく使われ

漢方は「自然由来の成分」。でも自然には…

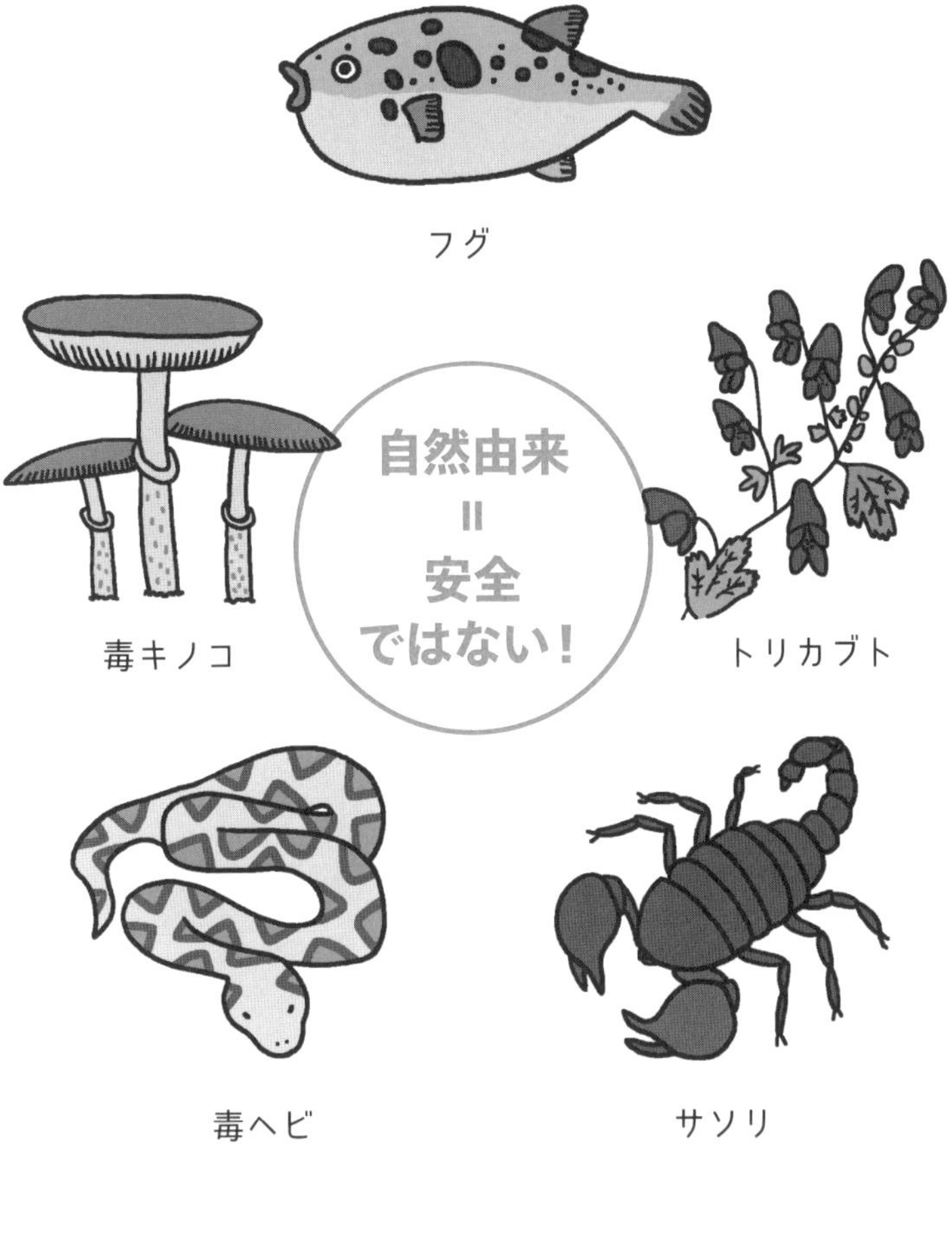

フグ
毒キノコ
自然由来
=
安全
ではない！
トリカブト
毒ヘビ
サソリ

る「芍薬甘草湯《シャクヤクカンゾウトウ》」や、認知症の周辺症状である幻覚や妄想などを抑える目的で使用される「抑肝散《ヨクカンサン》」に含まれています。大変便利な薬です。私もよく処方します。

しかしそれでもまだ「自然界に元々あった生薬なのに、どうしてそういう副作用が起きてしまうのか」という質問があると思います。では、違う角度から考えてみましょう。「毒キノコ」や「フグ毒」はいかがでしょうか。それらはまさしく自然界由来ですが、毒そのものです。「自然だから安全」という方程式は成り立たないのです。もしかすると、何十年もかけてデータをとって、きちんと作られた「人工」の薬の方が安全かもしれません。

長くなりましたのでまとめます。

漢方と言えども、自然由来と言えども「絶対に安全」という保証はどこにもなく「副作用」という悪魔はどうしてもつきまとってしまいます。そして橋本は時々真面目です。

予測不可能な「アレルギー」という悪魔

さて、薬には他にも「**アレルギー**」という問題があります。

最近は多くの書籍やインターネットの発達によってアレルギーの認知度が上がったよう

に感じますが、改めてここでまとめておきたいと思います。

まず、人間には**「免疫」**という、**体内に入ってしまった「いらないもの」を除去する**仕組みがあります。

「いらないもの」というのは、細菌やウイルスなどのばい菌たちや、花粉や薬などの化学物質があります。それらの「いらないもの」は、医学用語で「異物」と表現されます。つまり人は「免疫」という仕組みで「いらないもの（異物）」を除去し、自分の身体を守っているというわけです。

さて、この「異物を除去する仕組み（免疫）」をもう少し詳しく説明します。

前提として人間の血液の中には、液体成分である「血漿《けっしょう》」と、それに乗って酸素を運ぶ「赤血球」と、血を固めてくれる「血小板」と、そしてばい菌をやっつける「白血球」があります。これらは血液にのって、全身をかけめぐります。その中でも白血球は、異物がある所に急いで向かって行き、異物（いらないもの）を直接食べたり（貪食《どんしょく》）、化学物質を放出して体温を上げさせたり（発熱）、異物の近くの血管を広げて血液の流れを良くしたり（末梢血管の拡張）して、白血球同士が力を合わせて異物を除去してくれます。こうやって白血球が身体を守っているんですね。

これが免疫の仕組みです。人の身体ってすごいと思いませんか。

さて、ここで疑問に思った方は医学マニアの仲間入りです。

この免疫で「薬」は異物として除去されないのでしょうか。人間は自分の身体からいらないと思ったものを「免疫」という仕組みで除去してしまいます。薬はその対象にならないのか、という疑問です。

ずばり答えます。

薬も異物の一つです。身体の中に異物が入ってくれれば、自分の身体を守るために「免疫」が働き、異物を取り除こうとします。薬の量や性質によっても変わってきますが、少なからず免疫反応が起こります。

そしてもし、身体に入った薬が白血球によって「異物」だと認識されれば、白血球は異物を除去するために頑張ってしまいます。

この**「白血球の頑張り過ぎ」を「アレルギー」と呼びます。**

そして、その時に現れる症状は「アレルギー症状」と呼びます。

さて、薬のアレルギー症状として最も有名なのは「薬疹《やくしん》」です。

薬疹は、薬のアレルギー症状が「皮膚の湿疹」として現れたものです。肥満細胞や好塩《こうえん》基球《ききゅう》が薬に反応して「ヒスタミン」を出します。このヒスタミンは、体中の血管を広げます（末梢血管の拡張）。そのせいで皮膚が赤く見えたり、かゆみを出させたりします（赤く

アレルギー症状には様々なものがある

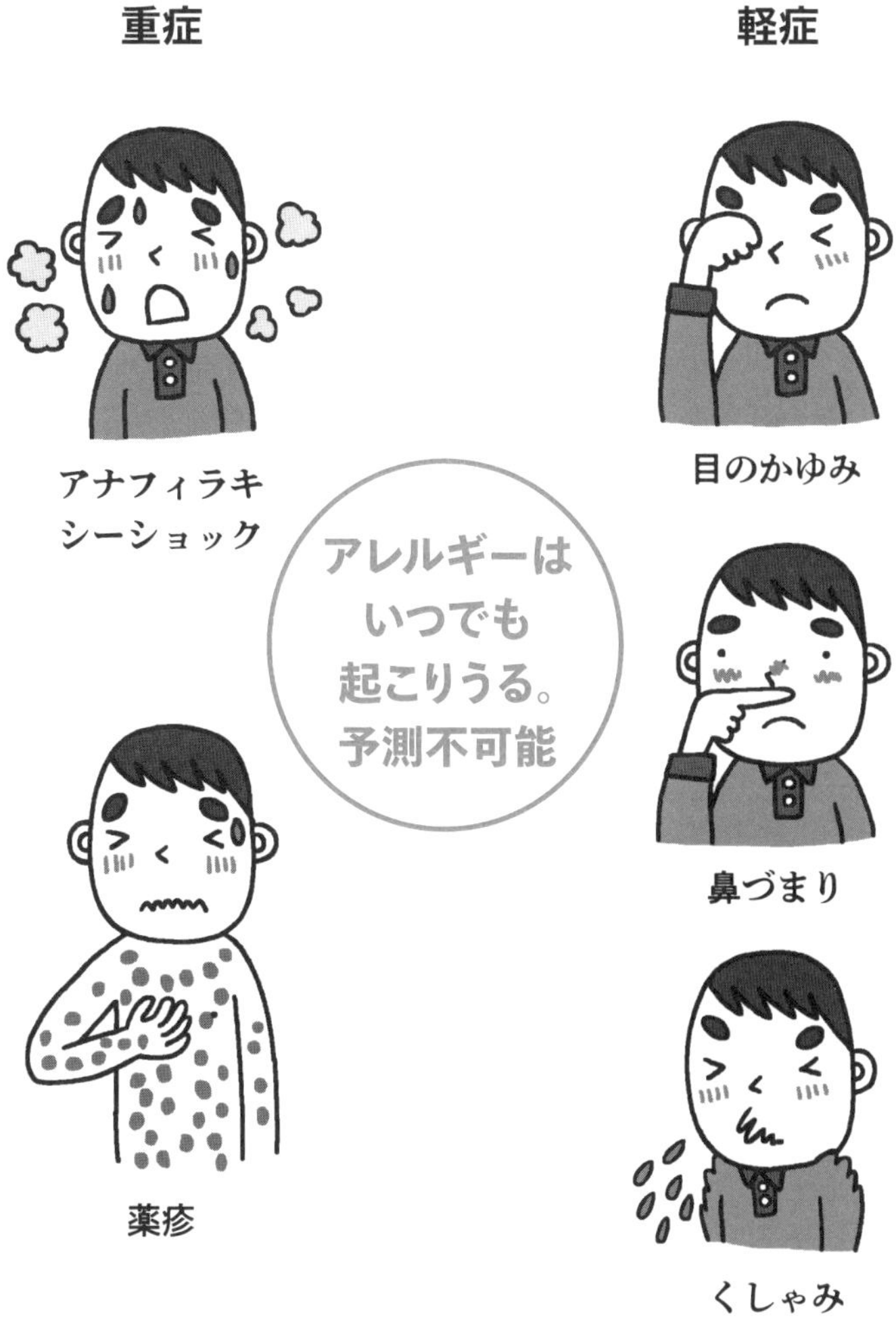

なっている所がかゆい、というのは誰にでも経験があると思います)。もし免疫が「頑張りすぎ」ていなければこのようなことは起きませんが、免疫反応は白血球次第なので、誰にも予測はできません。

さらに重症化すると、のどの粘膜がはれてしまったり、呼吸が苦しくなってしまったり、窒息につながることもあります。これは「**アナフィラキシーショック**」と呼ばれます。アナフィラキシーショックは蜂に刺された時の症状として有名ですが「アレルギー症状がひどい場合」を言うので、蜂だけでなく薬でも起こりうるんですね。

そして、摂取した薬が異物と認識され、より強く反応してしまうかどうかは、人によって大きく異なります。

例えば「花粉症」はアレルギーの代表ですが、人によって症状の強さが全然違いますよね。これは、免疫という仕組みが、生活環境や生まれつきの遺伝、体調の良し悪し、普段からバランスの取れた生活習慣であるかどうかなど、多くの要因が関係しているからです。人は顔も違えば、生活も違うし、白血球も違い、免疫も違うということなのです。

ですので、**人によってアレルギーを起こすものは全く違う**ということになります。

まとめます。**摂取した薬がアレルギーを起こすかどうかは「予測不可能」**です。

医師はそのことを経験的に知っており、多くの医師はその確率を高めないために、不要な薬を処方しないのが一般的です。「薬を使ったらアレルギー症状が出現して、余計に悪くなった」とならないようにするために、できる限り不要な薬を使わずに治療する、という考え方は正しいのです。

「薬を出さない医者はやぶ医者だ」なんて言われると、ちょっと凹みます。

特定の薬に存在する「依存」「耐性」「離脱症状」という悪魔

今度は「**依存**」という、ちょっと怖い話をしたいと思います。

皆様「依存」と言う言葉をご存知でしょうか。「あの人は、ゲーム無しでは生きられなくなっているから、ゲームに依存している」と言うような場合に使われますよね。

同じように、特定の薬にも「依存」を引き起こしてしまうものがあります。

わかりやすい依存の例として、お酒に含まれる「アルコール」があります。

実際「アルコール依存症」という病名を聞いたことがあると思いますが、アルコールには依存性があり、アルコール依存症の治療は大変困難な上、アルコールの摂取が長期にわたると、摂取量を増やさなければ同じ効果を得ることができなくなります。これを「同じ量だと耐えられるようになってしまう性質」と書いて「耐性」と言います。「耐性がついて、もっと必要になっちゃう」ということですね。ちなみに、身体の中では「その薬（アルコール）があって当たり前、というか、その薬（アルコール）があることを前提で、身体の仕組みを作り変えちゃおう！」というような変化が起きています。お酒に関しては、私自身お話ししていて耳が痛い話なので、ここまでとしておきます。

アルコールを例にしましたが、私たちが治療で使う薬の中にも「依存」を引き起こしてしまうものがあります。

そして「耐性」がついてしまうと「薬が無くなること」が、その人の身体にとって「非常事態」になってしまって、身体に様々な症状が起きてしまいます。これを「離脱症状」と言います。時に離脱症状はひどい症状となりますので「依存」を引き起こしてしまう大きな原因の一つになります。「離脱症状が怖くてやめられない」という感じですね。厳密にはこれを「身体的依存（生理的依存）」と表現し、一方で「欲しくて欲しくてたまらない（渇望《かつぼう》）」という感じで、精神的に求めてしまう様子を「精神的依存」と区別します。

長くなってしまいましたがまとめます。

特定の薬は「耐性」「離脱症状」「依存」を引き起こすことが知られています。これらは複雑に関係し合っていて、時に人を苦しめる「悪魔」となります。

薬には時々、こんなことがある

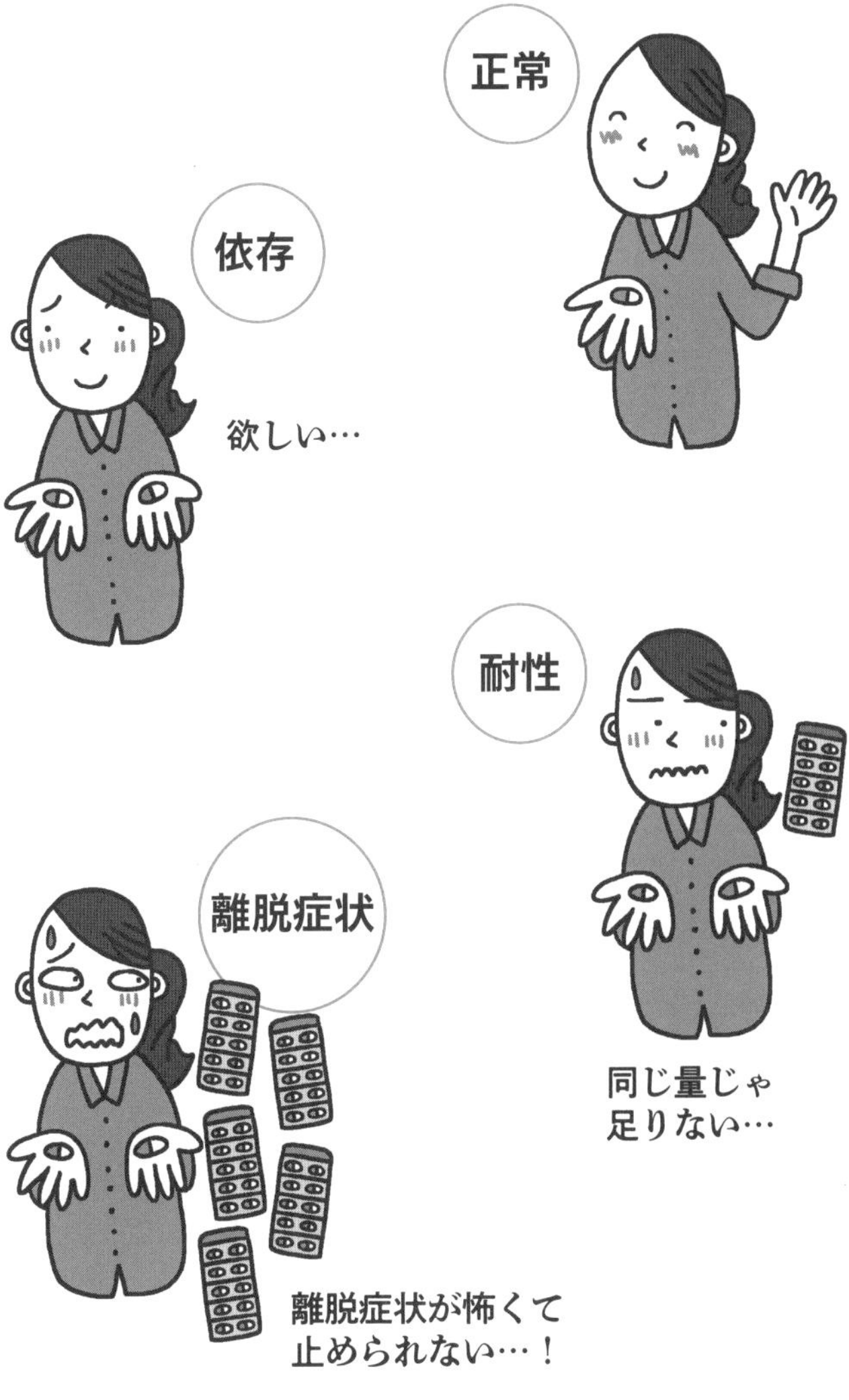
正常
依存
欲しい…
耐性
同じ量じゃ
足りない…
離脱症状
離脱症状が怖くて
止められない…！

薬は「乱用」すれば、悪魔に変わる

今度は薬の「**乱用**」についてです。

「乱用」は、その字のごとく「正しく使わないこと」です。一回の使用回数を超えて大量に内服したり、また法律で禁止されている薬を使用したりすることも「乱用」です。

少し難しい表現でまとめると「社会通念」「医学的常識」「法的規制」に反した薬の使用を「乱用」と言います。当然、乱用は「正しくない薬の使用」ですので、急性中毒、転倒や昏睡、死亡など、数えきれないほどの様々な危険が伴います。

ここで「医師や薬剤師が、患者さんの薬の使用方法を厳密に管理していれば、薬の乱用を相当数減らせるのではないか」という質問を頂くことがあります。確かに仰る通りかもしれません。しかし実際には、主治医に秘密でインターネットや薬局で大量に購入したり、医師が不本意であっても多く処方してしまうケースもあります（病院のインターネットでの評判が下がるかもしれない、トラブルで訴訟になるかもしれないなど）。

他に乱用の例としては「薬物」や「危険ドラッグ」があります。これらは手を出すこと自体が犯罪です。薬の依存によって引き起こされる健康、対人関係、そして社会生活上の問題は、一概に個人の弱さの問題とせず、社会全体の課題として関心を持つ必要があります。薬の乱用は、その人個人だけではなく、誰にとっても悪魔になりえます。

薬は「決められた用量・用法」だから良い

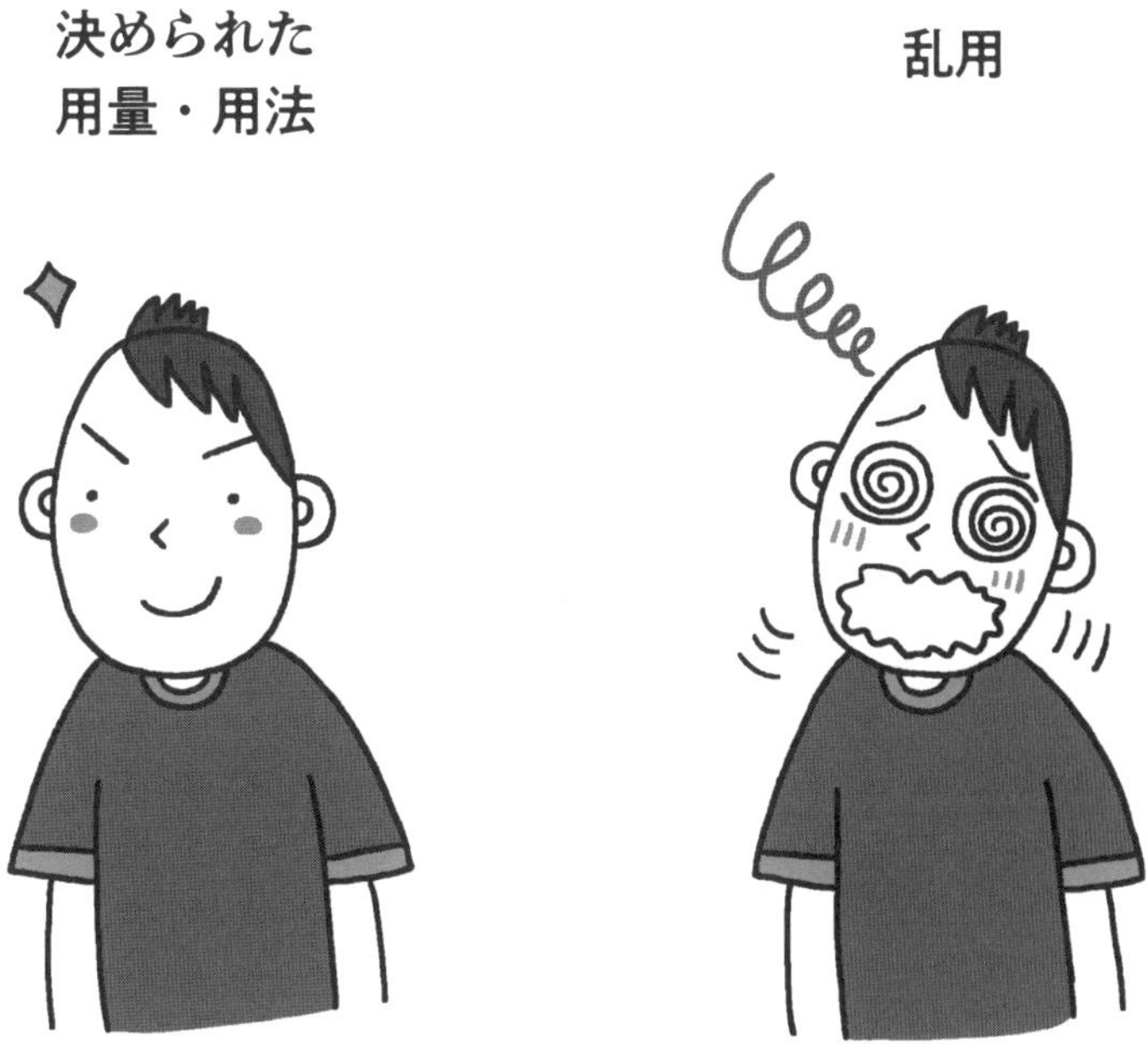

薬は
「乱用」してはいけない！

新薬に潜む様々な「危険性」という悪魔

それでは今度は「**新薬の危険性**」についてお話ししたいと思います。

皆様は**新薬**と聞いて、どのようなイメージを思い浮かべますか。「新しい薬というぐらいだから、きっと大きな効果がありそう」「これまでに無かったすごい効果が期待できるかもしれない」「従来の薬のより副作用が少ないのが新薬なのではないか」と思う方も多いかもしれません。しかし新薬も薬ですので、当然様々な危険が伴います。

例えば「確実に有効性があるというデータが十分でない」という危険があります。前述した通り、薬はメリットを求めて「天使」として作られていますが、承認されて処方されるようになって、多くの人が使い始めてみたら、これまで同じ病気に使われていた薬と比べてみると、大して効果は変わらなかった、ということはよくあります。有効性が変わらなかった、ぐらいであれば良いのですが、むしろ重篤な副作用が見つかった、耐性がつきやすいことがわかった、使用可能なケースが限られていることが発覚したということもよくあるのです。

新薬はその名の通り、開発されてからさほど時間が経過していません。たくさんの人が使い始めて、10年20年と経過して、徐々に有効性や副作用の報告が集まり、初めて色々な

「新薬」と聞くと期待してしまうが…

新薬の
発売当初

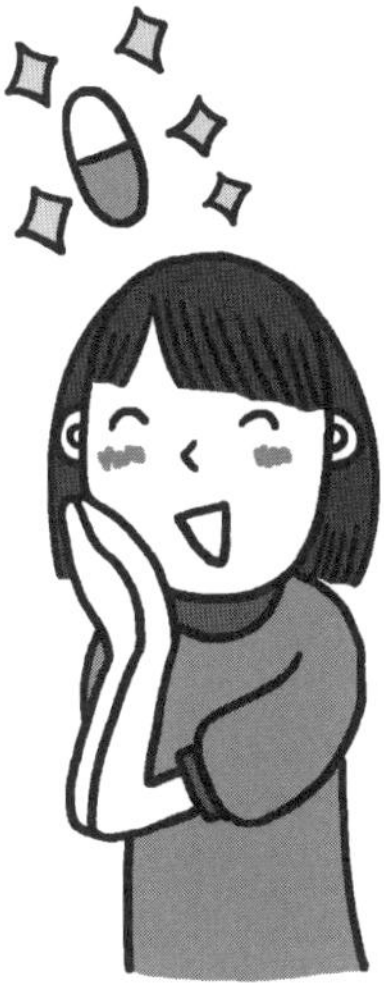

時間が
経過して
様々な人が
使う

良いことも悪いことも
様々なことが分かる

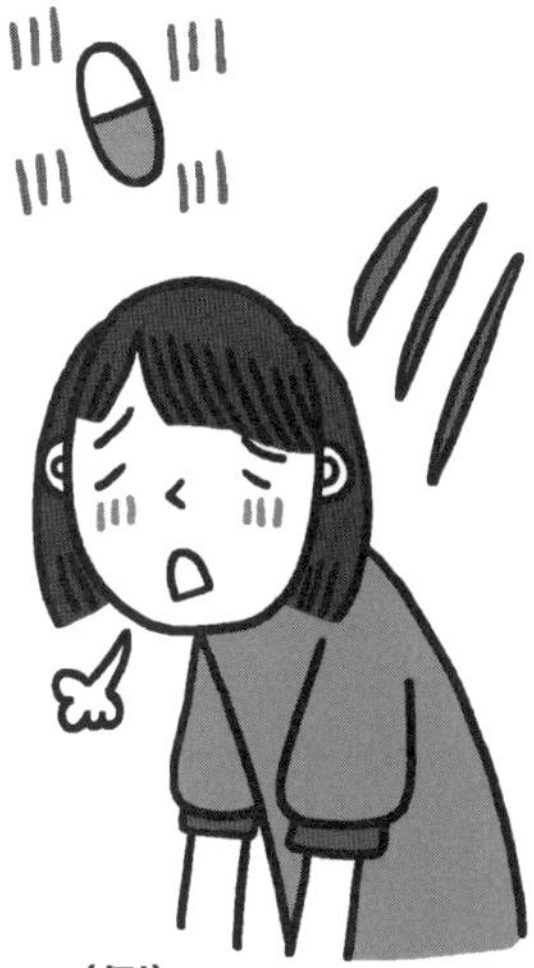

〈例〉
・他の薬と比較
してみての効果
・20年後に現れる
良い作用や
副作用

薬は
広く使われる
ようになってから
分かることも
ある！

ことが明らかになります。すぐに新薬にとびつくのは、そういった意味で一定の危険が伴います。

ちなみに、現在新薬を使用している方も読者の方の中にいらっしゃると思いますが、医師の判断の元で使用されている場合には問題ありません。確かに一定の危険はありますが、それを上回るメリットが期待できる場合にのみ、新薬を使った治療が行われます。気になる副作用や使い始めてからの変化など、主治医と相談しながら治療を進めるようにしましょう。

「健康食品」や「サプリメント」に潜む悪魔

今度は**健康食品**や**サプリメント**についてです。

「薬が危ないのであれば、健康食品やサプリメントを使えば安全なのではないか」と言う質問もよく聞かれますので、そちらについてもお話ししておきたいと思います。

まず、**健康食品やサプリメントは**「**食品**」です。

有効性や安全性が明らかになっている「医薬品」ではありません。

「医薬品」は、病気や症状がある人を対象にしているため、徹底した製造管理が行われており、製品としての品質は一定です。一方、健康食品やサプリメントは、健康な人を対象にした「食品」です。医薬品ほどの徹底した製造管理が行われているものは少なく、同じ製品であっても品質は一定ではありません。

品質が一定ではないと言われても、イメージがわきにくいと思いますので補足します。まず、どんな食品でも「食べ過ぎは良くない」のは、誰もが理解されていると思います。それは、その食品に含まれる特定の成分を摂取し過ぎてしまうからですね。そして、多くの健康食品やサプリメントは「○○からとった特定の成分を、最大量つめこんであります！」といったものです。つまり「ある食品のある特定の成分を、効率的にたくさん摂取できます！」と言うわけです。そうなると当然、健康食品やサプリメントの使い過ぎは良くありませんし、少ししか使わなかったとしても、品質が一定ではないため「特定の成分」をとり過ぎてしまう危険性があります。

そしてさらに言いますと、そもそも健康食品やサプリメントは、人体に悪影響が起きないようにするために「あらかじめ人体に影響の少ない成分だけで作られている」ということもあります。

人体に良い影響を与えるためには、少なからず人体に影響を与えないといけません。しかしそれは、健康食品やサプリメントを作る会社さんにとって大変なリスクとなります。

また、内服治療を行っている方が健康食品やサプリメントを一緒に使う場合には注意が必要です。理由として「健康食品やサプリメントの成分」と「医師に処方されている内服薬」が、体内でどのような化学反応を起こし、どのような副作用を引き起こすのか、これはもう本当に誰にも予測できないからです。恐ろしいほどの組み合わせがあるので、検証のしようもありません。

内服治療をしている方がサプリメントを使用する場合には、自己判断をせず、医師や薬剤師さんに相談しましょう。

こういったことも含めて「医師にサプリメントのことを話すと怒られる」のは「効果がハッキリしないどころか、危険まであるかもしれないサプリメントで、せっかく頑張っている治療の妨げになってしまうかもしれないぞ！」という意味が含まれているのだと思います。主治医にすすめられてサプリメントを内服している方は、安心していただいて大丈夫です。

ちなみにこんな話をしていますが、私はサプリメントを否定していません。補充療法として有効的なサプリメントも存在しますし（貧血治療の鉄剤、妊娠中の葉酸など）、良いプラセボ効果も期待できるからです（プラセボ効果については後述します）。サプリメントの発展にも期待しています。個別のサプリメントに関しては、主治医に相談するか、健康被害情報や無承認無許可医薬品情報が厚生労働省から発表されておりますので、購入する場合にはインターネットでチェックすると良いと思います。

まとめます。「**健康食品やサプリメントは、食品だから安全だ**」**という考えには注意が必要**です。薬と違って品質が一定ではない分、特定の成分をとり過ぎてしまったり、現在使用している薬との相互作用を引き起こしてしまう可能性があるので、注意するようにしましょう。

薬を「水以外」で飲むと悪魔に変わる可能性がある

薬の飲み方についても、よく頂く質問の一つです。

ここでは「**薬は水以外で飲まない方がいいですよ**」という理由を、少し具体的に説明します。


アルコールを例に挙げてみましょう。

前提として、多くの薬は身体の中に入ると肝臓や腎臓で分解されるという話をしました。つまり、薬を飲むと肝臓や腎臓に負担がかかります。もし薬をアルコールと一緒に飲んだ場合、アルコールも肝臓で分解されますので、肝臓の負担が大きくなってしまいますよね。

肝臓に負担がかかるだけでなく、薬の分解が遅れてしまうことによって、薬の効果が強く表れてしまう危険性もあります。

他にも例を挙げてみます。

特定の抗菌薬では、牛乳と一緒に服用すると、薬が牛乳の中のカルシウムとくっついて、薬が吸収されなくなる恐れがあります。

また、牛乳は基本的に脂（アブラ）なので、油（アブラ）に溶けやすい薬と一緒に飲んでしまうと、薬の吸収が早まってしまいます（一気に効いてしまい、副作用が強く出てしまう可能性があります）。

他にも、お茶、紅茶、コーヒー、グレープフルーツジュースなど、様々な飲料と薬物の相互作用の報告があります。比較的新しい薬の場合には、報告自体が少なかったりする場合もあるので、やはり注意が必要です。

このように、薬と薬が相互に作用してしまうことによって、効果が増強されたり、減弱してしまうことを、薬理学の用語では「**薬物間相互作用**」と言います。

以上の理由から、医師は薬を処方する時はわかりやすいように「念のため水で内服してください」と伝えます。薬と一緒に飲む物によって、薬の効き方が変わってしまう可能性があるからです。注意するようにしましょう。

胃の中で起きていること

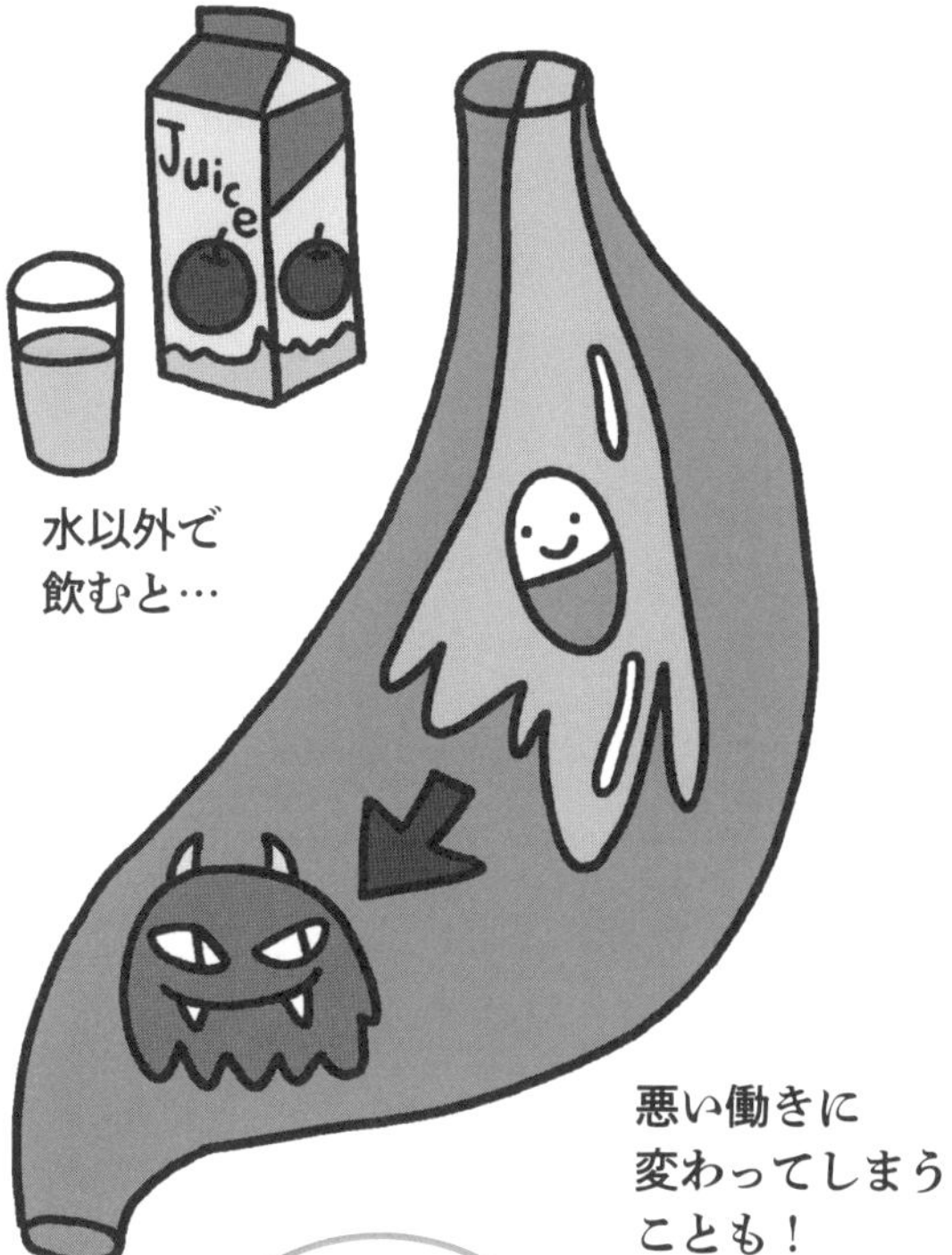
Juice
水以外で
飲むと…
悪い働きに
変わってしまう
ことも！

薬は水で
飲むのが
ベスト！

「薬で治った」は、思い込みの可能性もある

さて、最後に少し面白い話をしたいと思います。

皆様、**プラセボ効果**についてご存知でしょうか。

プラセボ効果とは、飲んだ薬に効き目があると本人が思い込むことによって、たとえ薬自体に効果が無かったとしても、実際に症状が改善するという効果です。

不思議に感じてしまいますが、プラセボ効果が起こる理由としては「医師や治療に対する信頼感や期待感」が根底にある、と言われています。

実はプラセボ効果は、本当に薬として効果があるのかを調べる臨床試験において、正確な評価を行う上での妨げになることから「邪魔者扱い」されてきた歴史があります。薬の効果に加えて、薬に関係のない効果が上乗せされてしまうため、科学的に薬の効果を評価できなくなってしまうからです。

ですが、結果的に治療としてプラスに働くのであれば、プラセボ効果も歓迎したいですよね。今後、プラセボ効果の科学的メカニズムもさらに明らかになると思います。

さて、皆様はプラセボ効果についてどう思いますか？

プラセボ効果

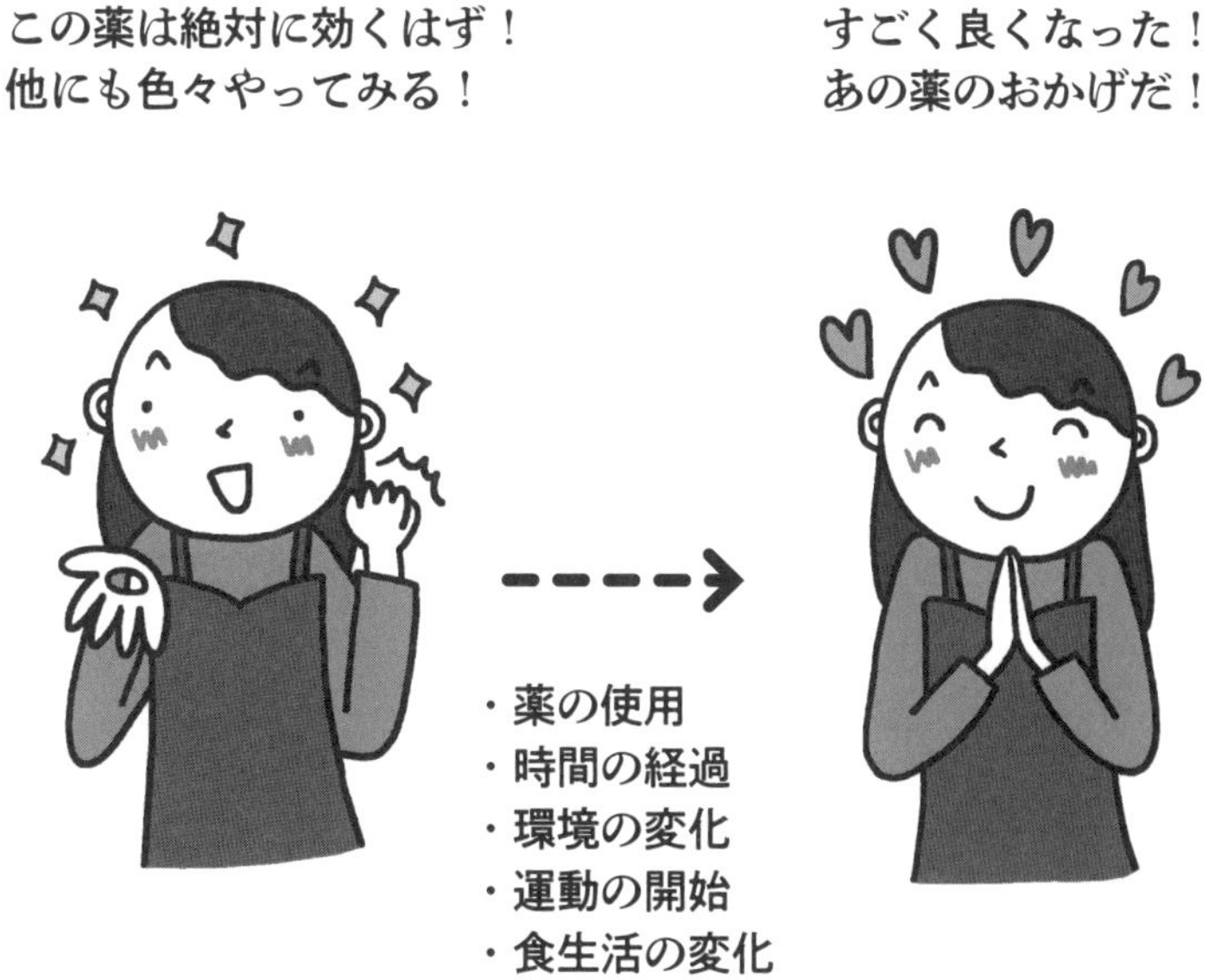
この薬は絶対に効くはず！
他にも色々やってみる！
すごく良くなった！
あの薬のおかげだ！
・薬の使用
・時間の経過
・環境の変化
・運動の開始
・食生活の変化

第3節　薬は「切り札」である

第1節と第2節では、薬の「天使」としての側面と「悪魔」としての側面を見て参りました。これら両方の側面を踏まえた上で、薬はどのように使われるべきなのか、というお話をしたいと思います。

結論としては「**薬はできる限り切り札として使われるべきである**」というものです。

それでは参りましょう。

薬のメリットとデメリットの両方を見るべし

ここまで様々な話をしてきましたが、簡単にまとめますと「**薬は人の身体にとってメリットになるように作られている**」けれども「**副作用やアレルギーなど、どうしても防げないデメリットの側面がある**」ということになります。

つまり、薬を使用する時には「**メリットとデメリットを比較して、メリットの方が高いと想定される場合に使われるべきである**」という「バランス」が重要なのです。

薬のメリットとデメリット

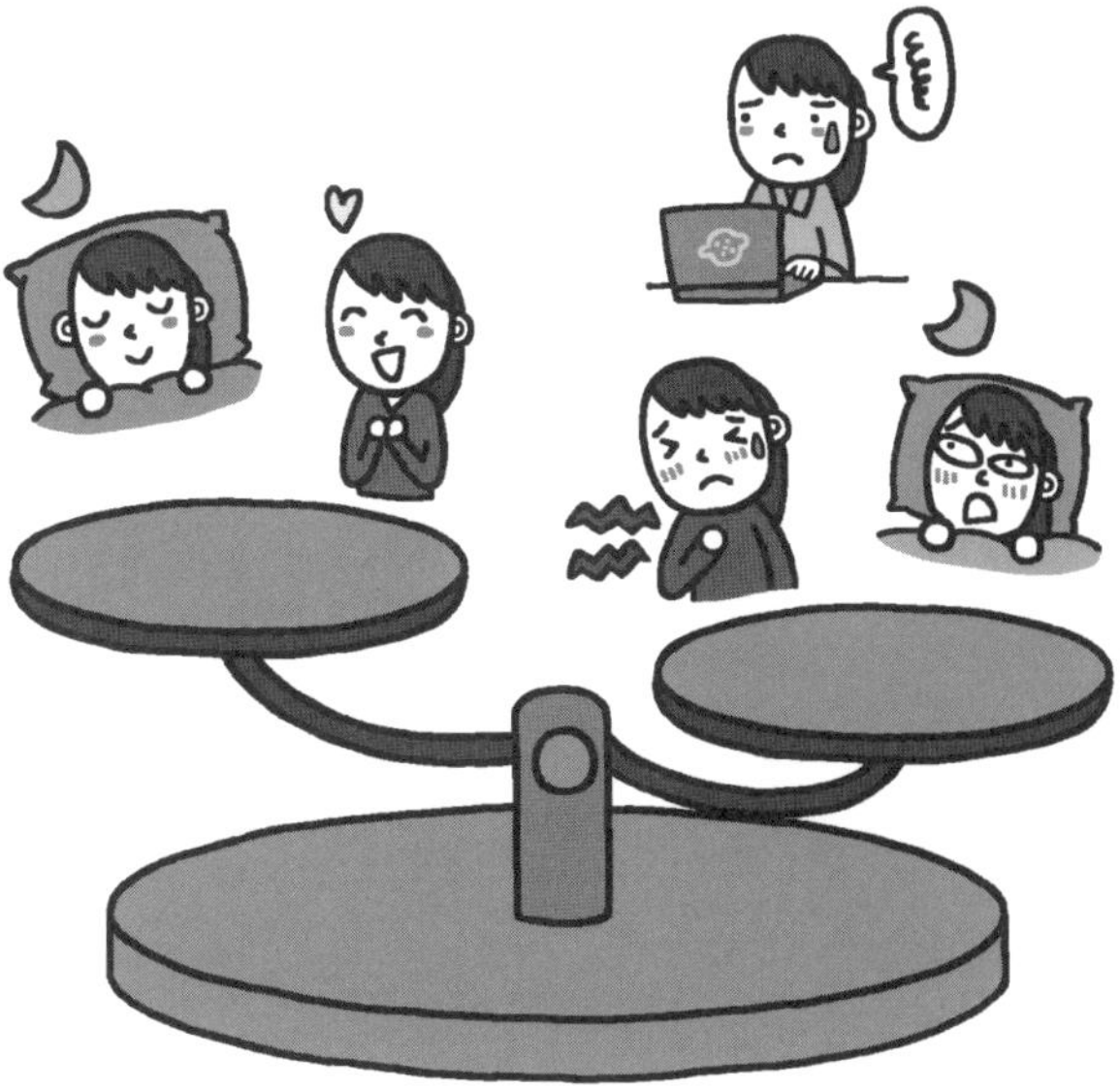

〈メリット〉
・眠れる
・安心する

〈デメリット〉
・日中の活動量が落ちる
・薬が無いと眠れなくなる
・副作用がある

メリットとデメリットの両方を見比べよう！

改めまして、薬には次の4つの作用があります。

①原因に対処する
②症状を抑える
③病気を予防する
④不足した分を補う

これらの作用を求めて、人は薬を使います。ですが一方「副作用」や「アレルギー」が出現する可能性もあります。どんなに人が薬を真面目に作ったとしても、使う人の遺伝や体質など「予測できない危険」も多くあります。

つまり薬を使う場合には、メリットとデメリットのバランスを考え、メリットが高いと想定される場合にのみ使われるべきなのです。なんでもかんでも薬を使ってしまうと、第2節でお話しした危険な側面に遭遇する可能性が高くなってしまいますし、全く薬を使わないという選択は、折角の薬を使うメリットを捨ててしまうことになります。

ですので、医師はメリットとデメリットの両側面を見て、薬の処方を判断します。

それでは、医師が薬を処方する判断基準は、具体的にどのようにしているのでしょうか。

医師が薬を処方する理由

医師が薬を処方する時の大きな理由は「**メリットがデメリットよりも大きいと判断した時**」です。例を挙げて説明します。

例えば、喘息の患者さんに「喘息《ぜんそく》症状を抑えるため」に喘息の薬を処方します。喘息の薬は性質上、どうしても「動悸がする」「胸が苦しい」という副作用があります。しかし、それでも医師が処方するのは、それらの薬の副作用のデメリットよりも「喘息症状を抑えられる」というメリットの方が大きいと判断している、という理由があります。喘息発作が繰り返されれば繰り返されるほど、空気の通り道が炎症を繰り返してしまい、より発作が起こりやすくなってしまう可能性があることを、医師はみな知っているからです。

このように、**医師は患者さんの状態を見極め、知識や経験に基づき、薬を使うことによるメリットの方が多そうだと判断した場合に薬を処方します。**

それでは反対に、医師が「薬を処方しない」と判断する場合はあるのでしょうか。

医師が薬を処方する理由

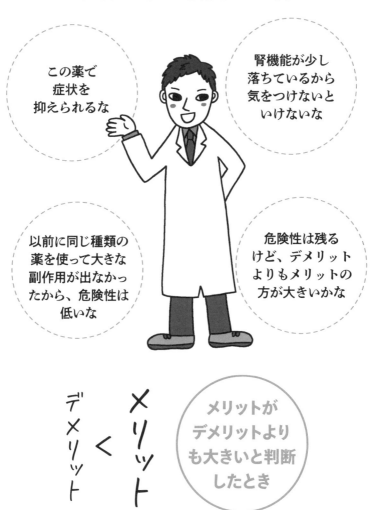

この薬で
症状を
抑えられるな

腎機能が少し
落ちているから
気をつけないと
いけないな

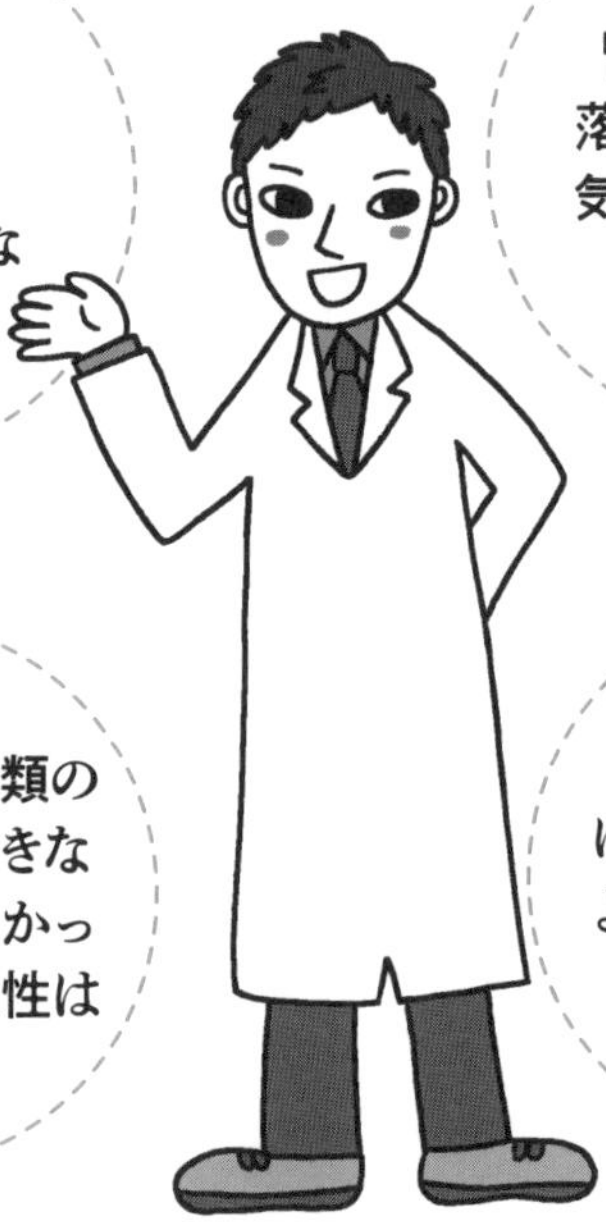

以前に同じ種類の
薬を使って大きな
副作用が出なかっ
たから、危険性は
低いな

危険性は残る
けど、デメリット
よりもメリットの
方が大きいかな

デメリット < メリット

メリットがデメリットよりも大きいと判断したとき

医師が薬を処方しない（処方したがらない）理由

「こんなに辛いのに、どうして薬を処方してくれない時があるんですか？」という質問を頂くこともあるので、その質問についてもお話ししたいと思います。

医師が薬を処方しない、もしくは処方したがらない大きな理由の一つに「**その薬を使用しても患者さんにメリットが小さい、もしくはデメリットが大きいと判断したから**」というものがあります。

例えば、風邪をひいた患者さんが、医師に「咳《せき》は無いけど、念のため咳止めの薬を飲んでおきたい」と訴えたとします。咳止めの薬は当然「咳を抑えるための薬」です。ですので、もし風邪をひいていたとしても咳が無ければ、あまり咳止めの薬を処方するメリットはありません。それどころか、薬の副作用やアレルギーが起きてしまう可能性を考えると…。このようにメリットが小さく、デメリットが大きい場合には、やはり医師は処方に消極的になります。

時々「他の先生が薬を全く処方してくれなかったんだよね、先生はくれるよね」と仰る

医師が薬を処方し(たがら)ない理由

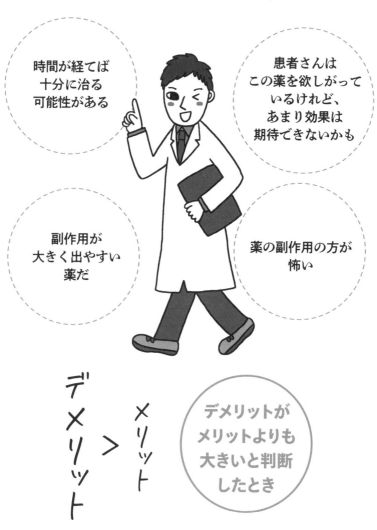

時間が経てば
十分に治る
可能性がある

患者さんは
この薬を欲しがって
いるけれど、
あまり効果は
期待できないかも

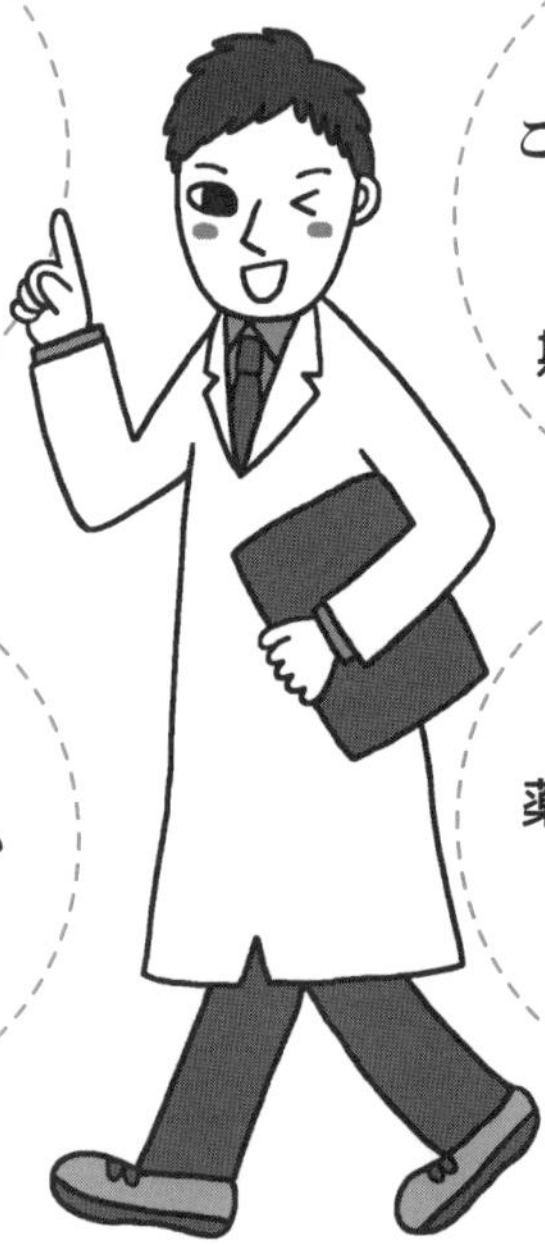

副作用が
大きく出やすい
薬だ

薬の副作用の方が
怖い

デメリット ＞ メリット

デメリットが
メリットよりも
大きいと判断
したとき

患者さんがいますが、そういう場合には「メリットよりもデメリットの方が大きい」と判断されているケースが多いように感じます。

例えば「この患者さんは以前に似たような薬で副作用が出現したことがあるから、今回は処方は控えておこう」「長い目で見れば、この薬のメリットはそこまで大きくないから、身体に負担をかけないようにするためにも処方を控えておこう」「治りが悪くなってしまう可能性があるから、今回は処方しないでおこう」などのように、患者さんに向けた色々な思いが隠れていることがあります。

ちなみに、医療の世界には「**薬を出さずに治す医師は名医**」と言う格言があるほどです。薬で患者さんの不安を解決するのではなく、きちんと患者さんの話を伺い、その時の症状や病気についてできる限りの把握をし、あらゆる可能性を考慮した上で「薬を処方しない」という判断ができる医師は、間違いなく名医であるという格言です。薬の危険性や副作用についての、きちんとした認識があるからこそ（明らかに患者さんに文句を言われてしまうような場合であっても）「薬を処方しない」という判断ができるのです。

薬は「切り札」として使われるべきである

これまで色々な話をしてきましたが、第1章の終わりに、**薬はできるだけ「切り札」として使われるべきである**、という話をしたいと思います。

これはもう何度も繰り返してきましたので、そろそろ「もうわかったよ、橋本はしつこいなあ」という気分になってきたのではないでしょうか。しかしそれぐらい、私にとってはお酒と同じぐらい大切なことなのです。薬は切り札です。

前述した通り、医師は多くの患者さんの治療を経験しているので「薬の副作用」や「薬のアレルギー」にも経験しています。

「え、あの薬でそんな重篤《じゅうとく》な副作用が…」

「これまで飲んでいた薬だから、その分リスクは低いはずなのに…」

「患者さんの反対を押し切ってでも、処方をやめておけば良かった…」

実際に、私も何度も後悔しました。重篤な副作用で致命的になってしまったり、なんとか命は助かったものの、生活に支障のある後遺症が残ってしまったりすることもあります。

薬は「切り札」として使われるべき

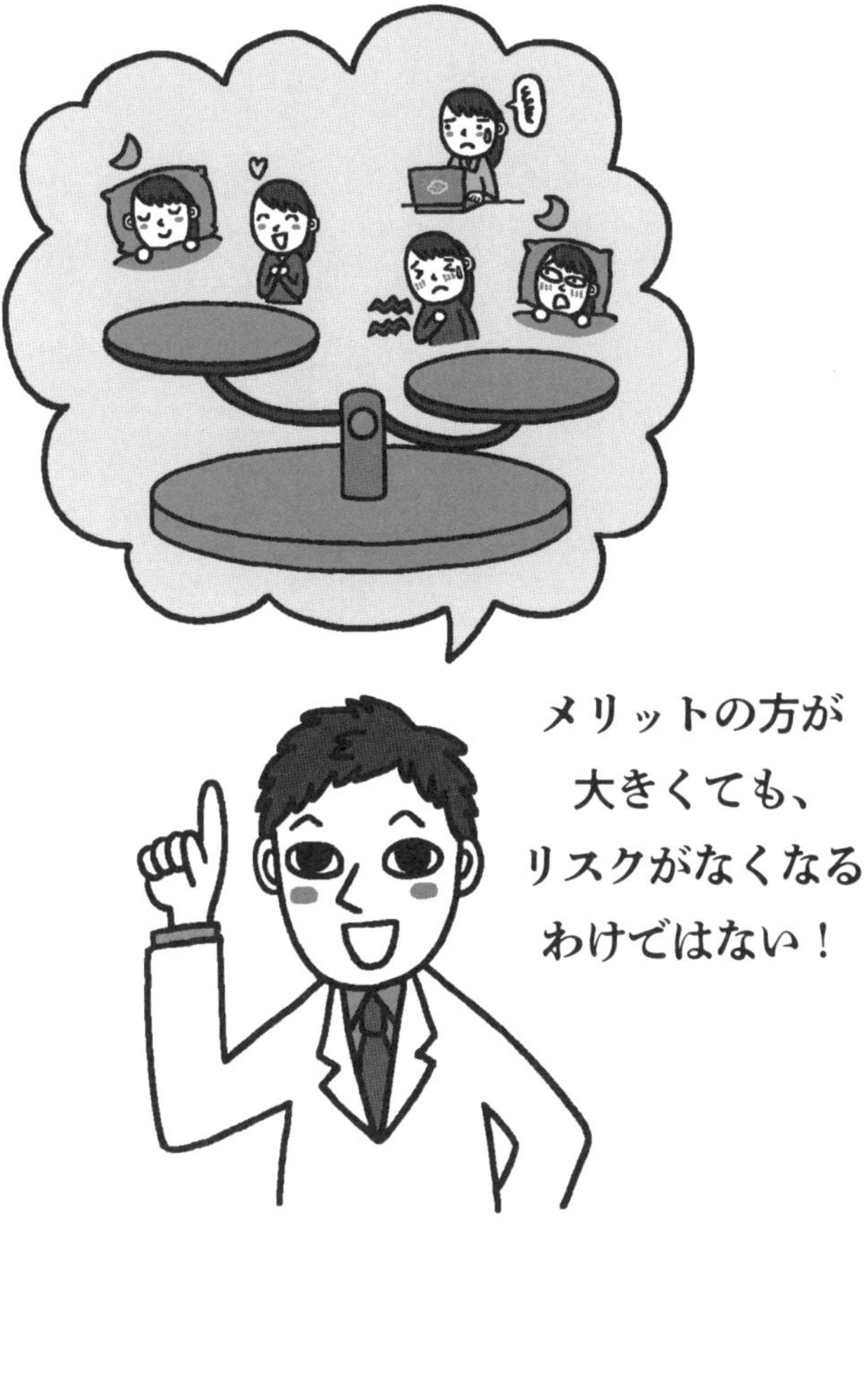
メリットの方が
大きくても、
リスクがなくなる
わけではない！

それだけ薬のデメリットは大きいものなのです。「薬を出したがらない医師」はこういった経験からきているのだと思います。

そして、時々「なんでもかんでも薬がほしい！」という患者さんには「薬はメリットもありますが、デメリットもありますので、切り札のような感覚でいてもらえるといいと思います」と説明することがあります。

「もし食事や運動や睡眠など、生活習慣の改善で治療効果が期待できるのであればそちらを優先し、もし難しかった場合には初めて薬を考慮しましょう。つまり薬は切り札にしましょう」

という感じです。

なんでもかんでもリスクをとって、いきなり薬から治療を始める必要はありません。それはほとんどギャンブルです。

薬による治療は、一生を共にする大切な自分の身体に影響を与える治療であるからこそ、後悔しないようにしなければなりません。

読者の方の中に「薬は万能だ！」と考えている方がいらっしゃいましたら、ぜひ「薬は切り札として使われるべきだ」ということを覚えておいていただけると嬉しいです。

また、読者の方の中には「既にたくさんの薬を飲んでいる。切り札をたくさん使っている。もうだめなのかなあ」というように考える方もいるかもしれません。

いいえ、それは違います！

あくまで「薬には様々なデメリットがあるから、不要な薬を求めるのはやめましょう」という意味です。

むしろ、第1節でお話しした通り、病院で医師に処方される薬は「メリットの多い薬・デメリットの少ない薬」です。現在の治療は、主治医の先生と安心して続けていただきたいと思います。私なんぞの書いた本で、今の治療に不安になったり惑わされたりしてはいけません。むしろ、主治医の先生は頭の中で色々なことを考えて薬を処方してくれているんだな、と思っていただけましたら、本書は大成功です。


お疲れ様でした。第1章はこれで終わりになります。

ここまでお読みいただいた方（私のつたない文章にお付き合いいただいた寛容な精神をお持ちの方）は、既に薬の大原則を理解しています。

基本原則さえ理解していれば、様々なことに応用が利きます。人間の身体について学ぶ医学は、一つのことがわかると他のことがわかるようになったり、もっとわからなくなったりの繰り返しです。

ぜひ一緒に楽しんでいただけましたら幸いです。

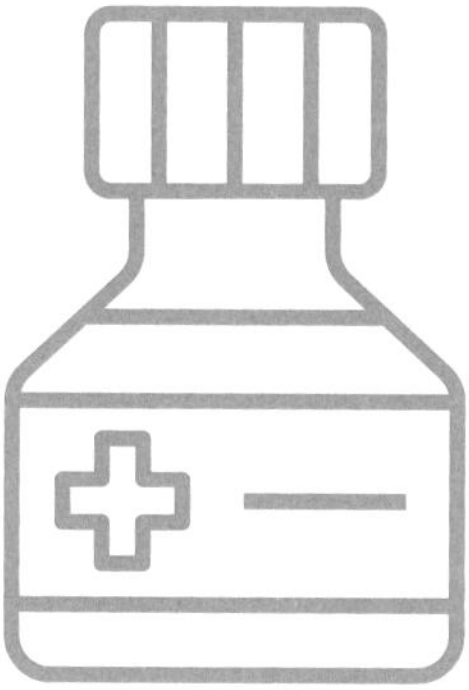

第2章

最近わかった、薬の「意外な」新常識

第1章では、大切な薬の大原則をお話ししました。

薬にはメリットとデメリットがあり、
バランスを考えてメリットが大きい場合に使うのが良い、
結果的には切り札として使うべし、

という結論でしたね。

しかし「メリットが大きいだろう」と判断されて昔から長く使われていた薬でも、医学や医療の進歩により、様々な「常識」が「常識ではなくなる」ことも多くあります。

そこで、第2章では「**最近わかった、薬の意外な新常識**」という話をしたいと思います。本章を読むことで、ますます「薬を使って治療することの難しさ」を感じるようになると思います。

それでは参りましょう。

風邪に風邪薬は使わない方がいい？

毎年決まった季節になると、テレビには風邪薬のCMが流れます。薬に症状に合わせた名前が付けられていたり「この症状にはこれ！」のように、ピンポイントで自分の症状を表現している広告を見つけてしまうと、ついつい頼ってしまいたくなりますよね。

また、今より少しでも良くなるのであればと、風邪薬をもらいに病院に駆け込んだり、その時間も惜しんで薬局で市販薬の風邪薬を購入する、といった経験がある方もいると思います。10年前の私も、それが当たり前だと思っていました。

さて、ここで「待った」です。

実は最近では、意味があると感じて風邪薬を処方している医師は多くはありません。

そこで、**風邪薬の新常識**をお話ししたいと思います。第1章で学んだ原則通り、メリットとデメリットを考えていきましょう。

まず、**風邪薬を飲むメリット**から考えてみましょう。

風邪薬は、処方薬であっても市販薬であっても、多くの場合「PL」と呼ばれる、非ピリン系の「総合感冒薬《かんぼう》」が使われています。総合感冒薬と呼ばれる理由は「鼻水を止める成分」と「のどの痛みを抑える成分」と「咳止めの成分」が混ざっているからです。つまりメリットとしては、これらの症状を抑えることができたり、仕事や学校や家事を休まずに済む（?）、というメリットがあると言えます。

次に、**風邪薬を飲むデメリット**について考えてみましょう。

まず第1章の第2節でお話しした通り、薬には様々な副作用があります。例えば、総合感冒薬に含まれる解熱剤には、多くの場合「胃がムカムカする」などの副作用があり、酷い場合には「胃炎」や「胃潰瘍《かいよう》」につながってしまいます。風邪を早くしっかり治すために、食欲をつけて、しっかり治るためのエネルギーを手に入れたいという時に、胃がムカムカして食欲がなくなってしまっては本末転倒な気がしますよね。

また他のデメリットの例として、総合感冒薬に含まれる抗ヒスタミン成分（鼻水を止める薬）の副作用も考えてみます。抗ヒスタミン成分は「ヒスタミン」という物質を抑えて、鼻水の分泌量を減らす効果がありますが、残念なことにヒスタミンは「脳の活動（覚醒）」にも大きく関係する物質のため「眠気」を引き起こしてしまうことがあります。つまり、うまく鼻水を抑えて学校や仕事には行けても、副作用である「眠気」があれば、作業効率はあまり良くはなさそうです。それであれば、ゆっくり休んで、しっかり寝て、エネルギーを回復した方が、酷くならずに早く治るかもしれません（他の人にうつしてしまう可能性も下がります）。

さらに、どんな薬にも存在する「アレルギー」の問題もあります。人には「免疫」という「外部から入ってきた異物を除去する」仕組みがありますので、薬に対して強い免疫を発揮してしまえば「アレルギー症状」が「風邪症状に加えて」現れることになります。〝泣きっ面にハチ〟と言いますか、〝研修医に怖い看護師さん〟とも言えるでしょう。そして、それらは時に致命的になります。

復習となりますが、薬のアレルギーには、皮膚に症状が現れる「薬疹《やくしん》」があります。薬疹には、スティーブンスジョンソン症候群（皮膚粘膜眼《ひふねんまくがん》症候群）やTEN（中毒性表皮《ひょうひ》壊死《えし》症）と呼ばれるものがあります。これは、全身に大小さまざまな皮膚の湿疹が出現し、失明につながってしまったり、最悪の場合には多臓器不全や敗血《はいけつ》症などを合併して、致命的になる病気です。

さて、話を本題に戻します。
もしあなたが薬を処方する医師であれば「ちょっとした風邪症状」の患者さんに、風邪薬（総合感冒薬）を処方しますか。

多くの場合、答えはノーですよね。風邪薬のメリットとデメリットのバランスを考えると、あまりにデメリットが大きく感じてしまいます。「ただの風邪で、何もしなくても3日ほどで症状が治まっていたはずが、ちょっと症状を抑えるために風邪薬を使用し、日常生活がガラッと変わってしまった」ということになりかねません。

医師としては、できるだけそういったリスクを減らしたいという思いがあります。さらに言うと、風邪をひいてしまったのであれば、今後同じような風邪をひかないようにするために、普段の生活習慣に改善の余地がないかどうかを見直してほしいな、とも考えています。ひとまず風邪をひいてしまっても、症状がそこまで酷くないのであれば、安易に市販薬の風邪薬に手を出さない方がいいかもしれません。

また、安易に風邪薬を使わないことによる大きなメリットもあります。

例えば、感染したのが「溶連菌《ようれん》」や「肺結核」などの特殊な菌で、初期症状は風邪と似ているが一般的な風邪ではなかった場合に、風邪薬を使うことで中途半端に症状が落ち着いてしまって、診断や初期治療が遅れてしまう可能性を減らすことができます。

もし安静にしていても、長引いたり症状が明らかにひどくなったりしている場合には、風邪ではない可能性や進行している可能性があります。その場合には病院を受診し「風邪薬は飲んでいませんが、治りが悪いので診察をお願いします」という流れが望ましいと思います。


決して「症状が強い場合でも受診を控えるように！」と言うわけではありません！

あくまで、**軽い風邪症状なのに、安易に風邪薬に頼らないようにしましょう**、という話です。症状が重いなと感じた場合には、我慢せず受診してくださいね。

抗生剤（抗菌薬、抗生物質）は途中でやめても良い？

今度は**抗生剤の新常識**についてお話ししたいと思います。

皆様は「ペスト」や「炭そ菌」をご存知でしょうか。

世の中にはまるで「悪魔」のように人類を脅かす存在である「微生物（菌やウイルスなど）」が多く存在します。彼らが流行する時にはたくさんの人が亡くなり、世界は恐怖に包まれます。その度に人類を救ってくれたのは抗生剤（抗生物質）です。抗生剤には、細胞壁合成阻害薬である「ペニシリン」や「セフェム」、たんぱく質合成阻害薬である「マクロライド」など、人類が様々な菌に対応できるように、様々な種類が開発されています。

しかし、菌の方もやられてばかりではありません。菌は抗生剤で攻撃することができますが、菌自身も何度も増殖を繰り返し、その最中に「抗生剤に負けない菌」に変わることもあります。それを「抗生剤に耐性を持ってしまった菌」と書いて「耐性菌」と言います。耐性菌は、抗生剤の数が限られている人類にとって、本当に厄介な相手となります。

この耐性菌は、抗生剤を途中で自己中断してしまった場合に発生しやすくなると言われています。つまり、中途半端に抗生剤を内服した場合、生き残った菌が身体の中で増殖してしまい、症状が再び現れてしまうだけでなく、それが「咳」や「接触」により他人に移り、どんどん増殖して勢力を広げてしまう、という流れです（院内では入院中の患者さん同士で感染が広がってしまうことがあります）。そのため、実際に耐性菌には「地域差」があることもわかっています。

もし不幸にも、あらゆる抗生剤に対抗できる「耐性菌」が蔓延《まんえん》してしまった場合には、どんな抗生剤も通用せず、人類が危険にさらされてしまう危険性があります。そのため、副作用やアレルギーが出現した場合には話は別ですが「もう症状が落ち着いてきたし大丈夫だろう、薬飲むのやめよう」とせず、自分のためにも人のためにも、**処方された抗生剤は最後まで飲み切るようにしましょう。**

ちなみに、ちょっと打ち明けますと、第1章を書き終えたあたりで、初めの勢いはどこへやら。抗生剤も執筆も「最後までやりきる」というのは大切というわけですね。

さ、一緒に頑張っていきましょう。

湿布の貼り過ぎは要注意？

超高齢社会を迎えた日本。やはり多いなと感じてしまうのは「湿布を貼りすぎてしまう患者さん」です。

「湿布なんだから、副作用なんてないでしょ」という患者さんも少なくありません。本書はそこに「待った」をかけます。**湿布の新常識**とも言えるお話をしたいと思います。

では、第1章でお話しした薬の原則通り、まずは**湿布薬のメリット**について考えてみましょう。

湿布薬としてよく処方されている「モーラステープ」は「ケトプロフェン」と呼ばれる薬です。炎症を抑える抗炎症作用、痛みを抑える鎮痛作用を持っています。高齢者の背中や腰やひざの痛みにはもちろん、スポーツ選手の怪我の痛み、職業に伴う身体の痛みなど、メリットを感じる人は多いと思います。

次に、**湿布薬のデメリット**について考えてみましょう。

まずは、どの薬にも存在する副作用やアレルギーですね。湿布薬は皮膚に貼りますので、貼った場所にそれらが出現する可能性がありますし、皮膚の下のすごく細い血管から吸収されて、薬の成分が全身に回りますので、やはり湿布薬を貼った場所以外にも副作用が出現する可能性があります。

ちなみに、薬には添付文書があり、薬を開発する段階で見つかった副作用や、理論的に考えうる副作用が書かれています。そこで、湿布薬で代表的な「モーラステープ」の添付文書を見てみると「喘息《ぜんそく》発作」「光線過敏症」「接触性皮膚炎」など、様々な副作用が書かれています。

つまり「湿布だからたくさん使っても大丈夫」ということは決してありません。炎症や痛みを抑えるメリットと、副作用やアレルギーのデメリットを比べてみて、使用回数、貼る際の大きさ、一度に使用する枚数を考慮する必要があります。

ここで注意です！

今痛みの治療を行っている方で「痛み止めをたくさん使わないと痛みが減らないんだけど…どうしよう」と悩まないでくださいね！　痛みは人にとって最大の苦痛です。関節リウマチや線維筋痛症《せんいきんつう》など、特に慢性的な痛みが伴う場合、何度も貼らざるを得ない場合もあります。それは全く悪いことではありません。病気や症状次第では、メリットの方が圧倒的に大きいこともあります。

あくまで「**ちょっとした症状に対して、使い過ぎは禁物です**」という話です。痛みが弱い場合には使用枚数を減らしたり、疼痛《とうつう》箇所に合わせて切り取って、ピンポイントで貼る、と言った工夫をされると良いでしょう。

「あんまり痛くないんだけど、なんか痛くなったら嫌だなと思う場所に、なんとなく予防がてら貼っています」ということだけはやめましょう。

頭痛を抑える頭痛薬「自体」が、頭痛を引き起こす？

皆様、**頭痛**を経験したことはありますか。多くの方がイエスと答えるのではないでしょうか。実際に頭痛は病気が無くても起きやすい症状として知られており、症状が酷い時には「頭痛薬」を使用した経験がある方も多いのではないでしょうか。

そこで、**頭痛薬の新常識**と言えるお話をしたいと思います。

確かに、頭痛薬のメリットは素晴らしいものがあります。頭痛は仕事や生活に大きな影響を与えてしまうため、それを抑えてくれる頭痛薬のメリットは計り知れません。よく使われる頭痛薬の例としては、ロキソプロフェンNa（商品名：ロキソニン）がありますね。最近では、ロキソニンはドラッグストアでも簡単に購入できるようになっています。

しかし最近、そんな頭痛薬にもデメリットがあることがわかってきました。

それは「**薬物乱用頭痛**」という頭痛です。これは「頭痛薬の使い過ぎが頭痛につながってしまう」という、なんとも不思議な話です。少し詳しく説明したいと思います。

前提として、頭痛には様々な種類があります。ここではわかりやすく「危険な頭痛」と「危険ではない頭痛」という風に分けてみましょう。

前者の危険な頭痛には、脳腫瘍や脳出血などの、時として致命的になる頭痛があります。「病院できちんと治療する必要がある病気」に伴う頭痛です。

一方、後者の危険ではない頭痛は、ほとんどの場合「致命的にはならないが、慢性的に続く病気」に伴う頭痛です。例えば、緊張性頭痛や偏頭痛などがあります。

そして、その後者の慢性的な頭痛を抑えようとして、頭痛薬を日常的に服用していたら、なぜか身体が痛みに対して過敏に反応するようになってしまい、ますます頭痛が現れるようになるということもあります。これを薬物乱用頭痛と言います。

この薬物乱用頭痛を引き起こす可能性がある薬としては、ロキソプロフェンNa（商品名：ロキソニン）やスマトリプタン（商品名：イミグラン）やリザトリプタン（商品名：マクサルト）などが挙げられます。痛みを取り除こうとして薬を飲んだら、逆に痛みにつながってしまう、というなんとも皮肉な悲しい話です。

他にも、一般的な頭痛薬の副作用には、胃炎や胃潰瘍《かいよう》、腎機能障害など様々なものがあります（服用している場合には、確認してみてくださいね）。これらの副作用やアレルギーが出現する可能性があるというデメリットと、痛みを抑えるというメリットのバランスを考え、できる限り必要な場合に限定して使用するようにし、痛みが弱い場合や痛みが無い場合には、できる限り内服を控えることも考慮してみましょう。頭痛薬はとても便利ですが、使い過ぎや乱用はお勧めできません。

下痢止めは飲んでも意味がない？

次は**下痢止めについての新常識**です。

皆様、下痢をしたことがありますか。恐らく「一度も無い」と言う方は少ないのではないかと思います。急にお腹がゴロゴロして、時に強烈な痛みを伴い、その痛みには「嫌な」波があったりして、治まったり、痛くなったり…とにかく不快な症状であることに違いはありません。また、よく下痢になってしまいやすい方もいると思いますが、学校の授業中や仕事中、通学や通勤の最中に、もし症状が現れたらと考えて不安になってしまうこともあると思います。

そんな時に「下痢止め」を使いたくなってしまいますが、ちょっと待ってください。その下痢になってしまった原因次第では、意味がないどころか大きなマイナスになってしまうこともあります。

例えば、食中毒やノロウイルスの感染性胃腸炎では、お腹に入り込んだ「菌やウイルス」が下痢を引き起こしています。流れとしては、菌やウイルスが腸を直接刺激したり、腸の粘膜を壊したり、菌やウイルスが毒素（などの有害になる物質）を出してしまったりして、その結果として水分が吸収できずに下痢になってしまうというものです。要は、食中毒や感染性胃腸炎では、菌やウイルスが口の中から入りこんで「腸の中にいること」が原因なのです。

そこでもし、安易に下痢止めを使ってしまうとどうなってしまうでしょうか。お腹の中に菌やウイルスが残ってしまいますよね。そうなれば当然、下痢の症状は長引いてしまいますし、腸の粘膜の回復もますます遅れてしまいます。さらに理論的には、身体の外に出ていかない菌やウイルスが増殖してしまい、それが血液の中に入り込んで身体中を回ってしまう「菌血症《きんけつ》」や「敗血症《はいけつ》」という怖い合併症を引き起こしてしまう可能性さえあります。安易な下痢止めの使用は、大きな危険が伴います。

また、過敏性腸症候群（ＩＢＳ）という病気についても触れておきたいと思います。過敏性腸症候群は、わかりやすく説明すると「検査で異常を認めないが、下痢や便秘を繰り返してしまう」という病気で、多くの場合に「ストレス」が関係していることがわかっています。過敏性腸症候群の方は、人の気持ちに気づきやすく、優しい性格の方が多い反面「無意識に」色々なことをストレスとして感じてしまうような敏感な部分もあります。ところで、胃腸は自律神経によって「自律的に」つまり「無意識に」コントロールされています。そのためストレスは下痢や便秘につながりやすいのですが、過敏性腸症候群の方の場合はその回数が多くなってしまう、という流れです。

この過敏性腸症候群での下痢は、一般的な下痢止めは（薬の効き方が違うので）あまり効果が得られず、ストレスをコントロールする力や、消化の良い物を食べるようにする、脂っぽいものを控えるようにする、運動で定期的にストレスを解消するようにするなど「生活習慣の改善」が治療に有効であると言われています。

このように、**下痢止めを使用するメリットとデメリットを比べてみるとデメリットばかりが目立つため、医師が積極的に下痢止めを処方するケースはあまり多くありません。**「下痢止めを処方してもらいたかったのに、何もくれなかった」という経験がある方もいるかと思いますが、こういった背景が隠れていることを知っていただけましたら幸いです。

便秘薬にも注意が必要？

便秘薬についてもお話ししておきたいと思います。元々女性の場合、身体の構造や仕組みから便秘になりやすいことがわかっており、実際多くの方が「便秘薬」を求めて来院されます。そこでここでは**便秘薬の新常識**と言える話をご紹介したいと思います。

便秘薬には様々な種類があります。

一つは「大腸刺激性下剤」と呼ばれる、腸を強く刺激して便秘を改善する下剤です。一般的に多く使われているものとしては、センナ（商品名：アローゼン）や、センノシド（商品名：プルゼニド）、ピコスルファートナトリウム水和物（商品名：ラキソベロン）、ダイオウ（商品名：大黄甘草湯《ダイオウカンゾウトウ》、セチロ）などがあります。

これらは、実際に強い効果があるのですが、長期的に使用してしまうと、腸を動かすための腸の周りの神経が「鈍く」なってしまって、自分で腸を動かす力が弱まってしまう可能性があると言われています。これは前章で説明しました、身体が薬に慣れてしまう「耐性」の一つです。どんな薬・サプリメントにも「耐性」は起こりうるものです。大腸刺激性下剤は、特に耐性が起こりやすいことが知られています。

そのため、便秘の治療で実際に多く使われるのは「塩類下剤《えんるい》」と呼ばれる便秘薬です。塩類下剤は、酸化マグネシウム（商品名：カマ、マグミット、マグラックス）として医師に処方されるか、市販薬として様々な名前でも販売されていますので、使用経験のある方も多いかと思います。そして、塩類下剤はどのように作用するのかというと、腸の中で硬くなってしまっている便に、腸の粘膜から水を引っ張りだしてきて柔らかくさせる、という形で効果を発揮します。これが塩類下剤の「作用機序《さようきじょ》」（治療効果を及ぼす仕組み）ですね。難しい言葉ですが、徐々に慣れてもらえると、レベルの高い書籍にも手が届くようになります。

話を戻します。塩類下剤は嬉しいことに、比較的副作用が少なく安全な薬とも言われますが、その名の通り「マグネシウム」が使われていますので、腎臓や心臓が悪い方は、高マグネシウム血症（悪心《おしん》、嘔吐《おうと》、倦怠感などの症状につながります）に注意が必要になります。繰り返しますが、**どんな薬にも「絶対に安全」ということは決してありません**。単に下剤であっても、副作用やアレルギーの危険性が伴うことを忘れてはいけません。

どのような便秘薬であったとしても、これらのメリットとデメリットのバランスを考慮して、使用するかどうか判断するのが良いと言えるでしょう。「便秘薬はみんな飲んでるし」というように、漫然と使用するのは避けたいものです。

便秘を治すポイントは「腸の動き」です。腸を上手に動かすために必要なのは、普段からの野菜（食物繊維）を含めた食事、身体をしっかり動かす運動、そして定期的なストレス解消などの「生活習慣」になります。手軽な薬には安易に頼らず、(正直面倒ですが）改善策と向き合っていくようにしましょう。

糖尿病の薬は自分でやめたくなってしまう？

次は**糖尿病の薬の新常識**です。読者の方は、本書を手に取っていただいている時点で既に健康意識の高い方だと思いますので、この話を聞くと驚かれるかもしれません。

実は以前「医療機関で糖尿病の治療を受けている患者さんの内、多くの方が通院を自己中断した経験がある」というニュースが話題になったことがあります。「え、それは危険なんじゃないの!?」「そんなことってあるの!?」という声が聞こえそうですが、これにはいくつかの原因が指摘されています。中でも特に左記のような原因が大きいと言われています。

・糖尿病という病気自体に「自覚症状」が少ない
・血糖値が改善したので飲みたくない
・血糖値が下がりすぎてしまうのが怖い（フラフラしたりする）
・高齢である
・通院が面倒になってしまう
・治療継続の意義が感じられない
※血糖値＝「血液中に含まれる糖分の値」のこと

そもそも、糖尿病という病気自体が「血液中の糖分が多い状態が慢性的に続いてしまった結果、動脈硬化を引き起こし、合併症によって、様々な症状に悩んでしまう」という性質の病気であるため、患者さん自身が内服の意義を感じられず、面倒になって自己中断につながってしまうこともあるのかもしれません。

しかし、血糖値は血液中に含まれる糖分ですので、明らかな症状が現れない限り、外からパッと見ただけではわかりません。つまり「血液検査をしてみないとわからない」ものなのです。ですので、症状があるかどうかに関わらず、高血糖（高い血糖値）が続いている場合には、気づかぬ間に自分の身体の中で徐々にダメージがたまってしまっている可能性があります。定期的に血液検査をするためにも、自分の血糖値に合わせた糖尿病薬を処方してもらうためにも、（正直面倒かもしれませんが）通院する必要があります。高血糖や低血糖は命に関わります……。

糖尿病の薬に限らず、医師に処方された薬は色々な注意点がありますので、処方した医師と相談しながら継続して内服したり、中止したりする必要があります。医師に処方されている薬の多くは、良い意味でも悪い意味でも「効果」が強く、その分「副作用」も強く出てしまう可能性があるからです。ですので**薬を「自己中断」するということは、薬を「始める」のと同じぐらい、とても大きな危険が伴います。**

このような理由で、特に糖尿病の薬に関しては、定期的な血液検査をしていない状態での内服継続、自己判断での減薬、内服中断は大変危険です。

どんな薬であってもそうですが、薬をやめたい場合には（正直面倒ですが）必ず主治医と中止目標を立てるようにしましょう。

抗うつ薬を飲んだら負け？

今度は**抗うつ薬についての新常識**です。

インターネットが発達し、FacebookやTwitterなどのＳＮＳが発達し、患者さん同士の意見交換がより容易に活発に行われるようになりました。自分の求めている情報を収集できる、自身の辛さを理解・共感してもらえる仲間を見つけることができるなど、そのメリットは多くありますが、一方で「誤った情報の拡散も早くなってしまう」というデメリットもあります。

その内の一つに「抗うつ薬を飲んだら負けである」という情報があります。

ハッキリ言って、これは大きな間違いです。

抗うつ薬は「うつ病」と診断された時に処方される薬です。一般的に昔から「うつ病」や「抗うつ薬」に関しては多くの偏見があり、全ての誤解を解こうとすると数冊の本ができ上がってしまうため、できるだけ要約してお話ししたいと思います。また、抗うつ薬には選択的セロトニン再取り込み阻害薬（通称ＳＳＲＩ）と呼ばれる種類のパロキセチン（商品名：パキシル）や、ＳＮＲＩと呼ばれる種類のデュロキセチン（商品名：サインバルタ）

など、本当に様々な種類が開発されていますが、ここでは一般的な話をさせていただきます。

様々な事情や環境が関係するので一概には言えませんが、うつ病の発症には多くの場合に「性格」が関係しています。「頑張りすぎてしまう」「几帳面《きちょうめん》」「完璧主義」「真正直（まじめ）」な性格の人が、困難な壁にぶつかって疲れてしまう病気というイメージです。小さな壁であれば、乗り越えることができるのですが、それが大きすぎる壁だったり、あまりに多くの小さな壁が積み重なって困難になってしまう場合には、疲弊してしまって回復困難になってしまう、という様子です。

そのため、基本的には「ゆっくり休憩する」のが治療方針ですが、そもそも「まじめな方や頑張りすぎてしまう」という性格がベースにあるので「早く治したい」「ゆっくりしていると人に迷惑をかけてしまう」「休まなきゃいけないなんて、自分はダメな人間だ」と考えてしまいがちなのです。特に日本の場合には仕事や家事育児など、それらの性格が美徳とされる傾向にありますので、長期休暇をとれない（とりづらい）ケースも多くあります。

そういった事情も考慮し、**抗うつ薬は「本人の回復を手助けするために作られた」薬**です。実際にメリットが大きいと認められたものが薬として承認され、医師により処方されています。抗うつ薬には「メリット」が多くあります。

一方で「うつ病になってしまったら、仕事の復帰に時間がかかるのではないか」という世間の印象や「抗うつ薬の内服開始時に伴う副作用」など、抗うつ薬のデメリットだけにフォーカスが当たってしまった結果として「抗うつ薬を飲んだら負け」という過剰な表現が発生してしまったのではないかと思います。さらに悲しいことに、それがより一層うつ病の患者さんの治療開始と社会復帰を妨げてしまっている印象があります。偏見は許せません。

どんな薬にもデメリットはありますがメリットもあります。繰り返し申しますが、両者の「バランス」が大切です。「抗うつ薬を飲んだら負け」というデメリットに偏ってしまった表現は、医療者として悲しく感じます。

ケガをした時の消毒は時代遅れ？

第2章の最後に、**ケガをした時の新常識**についてお話ししたいと思います。

皆様は過去に、お母さんやおばあちゃんに「あらあら、ちゃんと消毒して、乾かして、絆創膏を貼りましょうね」と言われた経験があると思います。消毒薬には、ヨウ素系のポビドンヨード（商品名：イソジン）やヨードチンキ、アルコール系のクロルヘキシジン含有エタノールなどや、それらの一般薬が使われていました。しかしこれは、現代医学では大きな間違いであるということがわかってきました。理由を説明します。

まず傷ができると、その部分では傷の再生が始まります。周囲の細胞が増殖し、その傷を埋めようとするのです。ここでもし、消毒薬をかけてしまうと、この「これから増殖しようとしている細胞」にもダメージを与えてしまいます。

もう少し細かく説明すると、消毒薬は「細菌に含まれるたんぱく質」を破壊することによって殺菌作用を持ちます。化学作用や物理作用によって、細胞膜のたんぱく質を「変性」させて、細菌の生命維持をできなくさせてしまうわけです。一見素晴らしいように聞こえるのですが、このメカニズムには弱点があります。それは、消毒薬は「細菌」のたんぱく質だけでなく「人間」の細胞膜に含まれるたんぱく質まで攻撃してしまうからです。人間だけ無害というわけにはいかないのです。

どんな薬も、メリットとデメリットがあり、バランスを考える必要があります。この傷口に対しての消毒薬の使用はさほどメリットが見当たらず、治りを悪くしてしまうデメリットばかりが目立ってしまいます。つまり、消毒薬を使わなければならないケースはかなり限られているのです。

ここからは補足となりますが、傷口を乾燥させることも、洗わずに絆創膏を貼ることも、現代の医学では否定されています。というのも、実は傷口を埋めるための新しい細胞が増殖する時には「傷口から出てくるジュクジュクした液体」や「適度な湿潤《しつじゅん》環境」が必要なのですが、乾かしてしまうとそれらが無くなってしまうからです。

傷口は、まずは水道水でしっかり洗い流し、乾かさないようにすることが重要です。その後の処置としては、傷口が大きい場合にはきちんと病院へ行き、ハイドロコロイド素材の絆創膏を貼ったり、ワセリンを塗って食品用ラップで患部を覆ったりして治療します。そうすることで、消毒薬を使った場合に比べて痛みもなく、早くきれいに治すことができます（この治療は危険もありますので、家では行わないように注意してください）。

これらは「創傷《そうしょう》治癒」と呼ばれる外科医学の分野になります。

正しい対処法を学び、適切な方法で症状改善に努めていただきたいと思います。

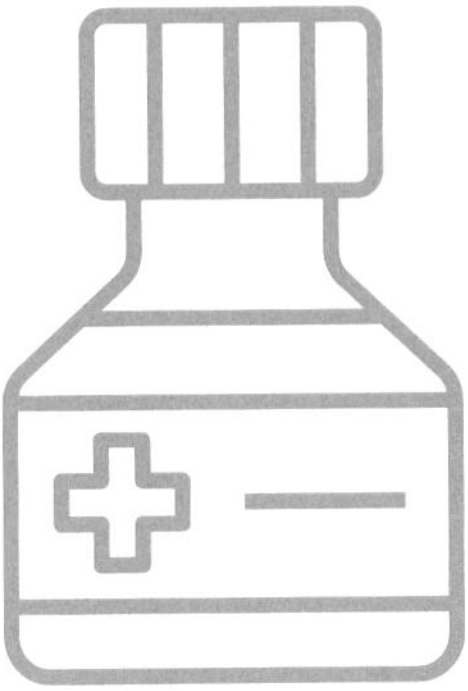

第3章

病気別の処方薬の解説

さて、第3章ではより具体的に「**病気別の処方薬**」を見て参ります。

少し注意点としてあらかじめお話ししておきますと、この章の内容は少し難しいかもしれません。

というのも、薬のメリットやデメリットを理解するためには、どうしても人間の仕組みそのものの知識、病気や症状の原因、そしてその病気や症状がどのようなものなのかなど、幅広い知識が必要になるからです。それらは「病態生理」と言いますが、病態生理を理解できた上で、薬のメリットやデメリットを知れば「応用ができる知識」になります。ですので、解説は薬の話だけではなく、病気の病態生理についても触れています。

ただ、本書は医学書ではありませんので、できる限り専門用語を使わずに、(若干正確性を欠いたとしても) 誰にでもわかりやすいように解説しました。ご自身の興味のある所だけを読んでいただいても結構ですし、身体の仕組みを学ぶ章としてご活用いただくこともできます。

気を張り過ぎず、肩の力を抜いてお読みくださいませ。

内分泌疾患（ホルモンに関係する病気）

2型糖尿病の薬は減薬・中止できる可能性がある

第3章の初めは、内分泌病気の代表である「**2型糖尿病**」**の薬**のお話から始めたいと思います。ちなみに**内分泌疾患というのは「ホルモン」が関係する病気のことを言います**。ホルモンは「どこかの臓器で作られて、その臓器を出て、血液中を流れて、他の臓器に影響を与える物質」です。

ホルモンにはたくさんの種類があるのですが、そのうちの一つ「インスリン」は糖尿病に最も関係のあるホルモンです。このホルモンは、血液中の糖分の値「血糖値」を下げる効果があり、膵臓《すいぞう》から出されます。わかりやすいように言い換えると「食事の後には血糖値が上がるので、血糖値が上がりすぎないようにしてくれるホルモン」となります。しかし2型糖尿病になりますと、膵臓から出されるインスリンの量が減ってしまったり、インスリンがきちんと働かなくなってしまったりして、血液中の糖分が増えてしまいます。その結果「高血糖」という状態になって、意識障害につながってしまったり、ひどい場合には命にかかわることがあります。これが2型糖尿病の「病態生理」です。

そして2型糖尿病の薬の多くは、このインスリンの量を増やす薬です。膵臓を刺激してインスリンの量を増やしたり、インスリンの効きが良くなるようにしたり、インスリン自体を補ったりなど、様々な薬が開発されています。

気になる薬の使い分けですが、医師の判断によって処方の仕方にバラツキはありますが、症状が軽度であれば若年者にはビグアナイド系と呼ばれる種類のメトホルミン塩酸塩（商品名：メトグルコ）、高齢者にはDPP－4阻害薬と呼ばれる種類のシタグリプチンリン酸塩（商品名：ジャヌビア）やアログリプチン安息香酸塩《あんそくこうさん》（商品名：ネシーナ）やリナグリプチン（商品名：トラゼンタ）などが、そしてさらに必要ならスルホニル尿素薬と呼ばれる種類のグリメピリド（商品名：アマリール）、さらに必要であればインスリン注射を併用するのが一般的です。時が経つにつれてガイドラインが変わりますので、この話もどんどん古くなります。

さて、これらの**2型糖尿病の薬は「減薬」もしくは「中止」できる可能性はあるのでしょうか。一般的に、答えは「イエス」です。**

これまで何度もお話ししてきたように、メリットよりもデメリットが大きい場合には、当然「減薬」もしくは「中止」できる可能性があります。

まずはメリットを見てみましょう。糖尿病の薬を使うことにより、高血糖が続いたことによる糖尿病の「合併症」を予防できます。例えば、糖尿病性ケトアシドーシス、高浸透圧高血糖症候群、糖尿病性腎症（腎障害）、糖尿病性網膜症（視力・視野障害）、糖尿病性末梢神経障害（麻痺・しびれ・味覚異常）、心筋梗塞や脳卒中（脳梗塞や脳出血）などがあります。命に係わる合併症も多くあり、予防効果はとても大きなメリットです。

それでは、デメリットも見てみましょう。糖尿病の薬は、インスリンを増やすのが目的ですので、血糖値（血液中の糖分）が下がります。ですので、血糖が下がり過ぎてしまう「低血糖」という副作用があります。血糖値が下がりすぎてしまって、脳に糖分が行かなくなってしまった場合には、命に係わる副作用です。

ちなみに「低血糖」という副作用が少ないと言われているαグルコシダーゼ阻害薬と呼ばれる種類のアカルボース（商品名：グルコバイ）やボグリボース（商品名：ベイスン）は、その反面効果が乏しいと言われており、お腹が張ったり下痢をしたりする副作用があるため、メリットとデメリットを比較して、使用されることが減りつつある印象です。

他にも、比較的新しいSGLT2阻害薬と呼ばれる種類の薬にはイプラグリフロジンL-プロリン酸（商品名：スーグラ）やダパグリフロジンプロピレングリコール水和物（商品名：フォシーガ）やカナグリフロジン水和物（商品名：カナグル）などがあります。これらの薬は身体の中にある「SGLT」というたんぱく質の邪魔をして、糖分をエネルギーとして使えなくさせることにより、結果的に「内臓脂肪」をエネルギーとして使わせ、高血糖の状態を改善するという効果があります。「内臓脂肪を使わせて」と聞くと、一見画期的な薬に聞こえるのですが、実際は難しいこともあります。例えば、もし痩せている方や高齢の方など、内臓脂肪の少ない方が使ってしまうと、その人の身体の中では「糖分も使えない、内臓脂肪もない、どうしたらいいんだ！」という状態になってしまいます。その場合、残ったエネルギー源として「筋肉」が分解されて、エネルギーとして使われてしまいます。そうなれば、さらに筋力が低下して動けなくなってしまいます。

また、チアゾリジン系と呼ばれる種類のピオグリタゾン塩酸塩（商品名：アクトス）という、インスリンが効きやすくなる種類の糖尿病薬では、内服した場合としなかった場合とを比べると脳卒中や心筋梗塞となるリスクが上がってしまう可能性や膀胱がんのリスクが高まる可能性があるとして、販売や使用を禁止されている国もあり、賛否両論あります。

このように糖尿病薬には様々な種類がありますが、副作用のデメリットが、血糖値を下げるメリットを超えてしまう可能性があります。そういう場合には、2型糖尿病の薬は減薬、もしくは中止する必要があります。

郵 便 は が き

料金受取人払郵便

豊島局承認

4482

差出有効期間
2025年10月
31日まで

●上記期限まで
切手不要です。

170-8790

333

東京都豊島区高田3-10-11

自由国民社

愛読者カード 係 行

住所	〒□□□-□□□□ 都道府県 市郡(区)		
	アパート・マンション等、名称・部屋番号もお書きください。		
氏名	フリガナ	電話	市外局番 (市内局番) 番号
		年齢	歳
E-mail			

どちらでお求めいただけましたか？

書店名（ ）

インターネット　1．アマゾン　2．楽天　3．bookfan

4．自由国民社ホームページから

5．その他（ ）

ご記入いただいたご住所等の個人情報は、自由国民社からの各種ご案内・連絡・お知らせにのみ利用いたします。いかなる第三者に個人情報を提供することはございません。

『医師が教える薬のトリセツ』を
ご購読いただき、誠にありがとうございました。
下記のアンケートにお答えいただければ幸いです。

●本書を、どのようにしてお知りになりましたか。
□新聞広告で（紙名:　　　　　　　　　　新聞）
□書店で実物を見て（書店名:　　　　　　　　　　）
□インターネットで（サイト名:　　　　　　　　　　）
□人にすすめられて　□その他（　　　　　　　　　　）

●本書のご感想をお聞かせください。
※お客様のコメントを新聞広告等でご紹介してもよろしいですか？
（お名前は掲載いたしません）　□はい　□いいえ

ご協力いただき、誠にありがとうございました。
お客様の個人情報ならびにご意見・ご感想を、
許可なく編集・営業資料以外に使用することはございません。

他にはどのような場合に2型糖尿病の薬を減薬・中止できるのでしょうか。例えば「高齢者」の2型糖尿病の場合、糖尿病薬は必要なのか考えてみましょう。まず、そもそも高齢者の多くのケースでは、食事を食べすぎてしまって血糖値が上がりすぎてしまう、という問題は多くないように感じます。むしろ厳格なコントロールを求めるあまり、薬によって血糖値を下げすぎてしまって低血糖になり、冷や汗や震えや失神などの症状につながってしまったり、時には致命的になってしまうことさえあります。つまり、高齢者の2型糖尿病の場合、薬を減薬できる可能性があるどころか、メリットとデメリットのバランスを考えた場合に、薬の中止を積極的に行わなければならないケースもある、ということなのです。高齢者に血糖値の厳格コントロールは危険なのです。

そしてもう一つお話ししたいことがあります。それは、**糖尿病薬を減薬もしくは中止できる可能性を高める最も良い方法は「生活習慣の見直し」である**ということです。

血糖値が高くなってしまう理由には、食事と運動が大きく関係しています。この食事と運動を適切にすることで、インスリンを出す膵臓の負担を減らしてあげたり、インスリンを効きやすくすることが可能です。具体的には、ごはんや麺類、お菓子や甘い果物の量を適正にしたり、野菜から食べるようにしたり、かかりつけ医に指示された定期的な運動をするなどがあります。生活によっては取り入れづらいものもありますが、ぜひ一つずつ挑戦していただきたいなと思います。他の病気も予防することができますね。そうすることによって、薬を使わずに、しかも副作用やアレルギーというデメリット無しで、薬と同じ効果が得られます。

少し話が長くなってしまいましたのでまとめます。

2型糖尿病の薬は、血糖を下げて危険な合併症の予防ができるという「メリット」と、血糖を下げすぎてしまうなどの危険な副作用という「デメリット」があります。ですので、もし年齢や生活習慣の見直しなど、薬のデメリットがメリットを上回るような場合には、薬を減薬もしくは中止できる可能性があります。

繰り返しの注意点ですが、糖尿病薬を含めどんな薬であっても、自己判断での減薬・中止は大変危険です。必ずかかりつけの医師と相談するようにしてくださいね。

コレステロールの薬は減薬・中止できる可能性あり

次に**コレステロール**の話をしましょう。皆様、コレステロールにはどんな役割があるのかご存知ですか？　簡単に言えば、コレステロールは脂肪の一種です。スープに浮いているキラキラ光るアブラや、焼き肉で肉を焼いた際に滴《したた》り落ちる美しいしずくを想像していただいてもOKです。人間の身体の中では、コレステロールは細胞膜やホルモンを作るのに使われたり、他の脂肪の消化や吸収を助ける「胆汁」の材料になったりもします。すごく美味しいだけでなく、すごく大切な役割があるんですね。

また、「動脈硬化」という言葉を聞いたことはありますか。動脈硬化とは、血液中の多すぎる「糖分」や「コレステロール」が、血管にぶつかったりくっついたりして炎症を起こしてしまい、その結果硬くなって血管が狭くなってしまった状態を表します。つまり、多すぎるコレステロールは動脈硬化の原因になってしまうんですね。そしてもし心臓の血管や脳の血管の動脈硬化が進んでしまうと…そうなんです。心筋梗塞や脳梗塞という大病につながってしまうんです。これが心筋梗塞と脳梗塞の「病態生理」です。

そのため、動脈硬化を予防するため、つまり血液中の余分なコレステロールを減らすため、様々な薬が開発されました。コレステロールを低下させる薬には、一般的にスタチン系(HMG-CoA還元酵素阻害薬)と呼ばれる種類のアトルバスタチンカルシウム水和物(商品名:リピトール)やピタバスタチンカルシウム水和物(商品名:リバロ)やプラバスタチンナトリウム(商品名:メバロチン)やロスバスタチンカルシウム(商品名:クレストール)が使われています。スタチン系は、身体の中でコレステロールを作り出すことを「邪魔」する薬です。そうすると血液中のLDLの値が下がるため動脈硬化の予防ができます。

スタチン系は1970年代に日本で開発された薬で、世界各国で使用されています。実際に心筋梗塞や脳血管障害の予防に効果があることが明らかになっているため、特にLDLの値が高い40代～50代の男性で動脈硬化が進んでいる可能性が高い場合には、スタチン系の内服が勧められています。また、過去に脳梗塞や心筋梗塞を起こしたことがある方も同様です。スタチン系を内服することで、さらなる動脈硬化の進行や、それに伴う心筋梗塞や脳梗塞などの大病を予防できるという大きなメリットが期待できます。

このことから、以前は「血液中のコレステロールは悪であり、多ければ多いほど動脈硬化を促進させてしまう。だから血液中のコレステロールの値はとにかく下げた方が良いはずだ。副作用が無ければ、どんな場合でも薬は飲み続けた方が良い」と考えられていました。しかし今日、その常識は古いものとなっております。

コレステロールの薬は減薬・中止できる可能性があります。理由を説明します。

実はコレステロールは全てが悪ではありません。実はコレステロールは二種類あります。一つは**HDL（別名：善玉コレステロール）**、もう一つは**LDL（別名：悪玉コレステロール）**です。名前の響きの通り、役割は全く異なります。

前者は、余計なコレステロールを血管の壁から取り除く、ありがたい役割です。血管にくっついたコレステロールは炎症を起こして動脈硬化を引き起こしてしまうので、HDL

は動脈硬化を予防してくれると言えます。一方で、悪玉コレステロールは「ＬＤＬ」と呼ばれ、ＨＤＬと反対に、血管にコレステロールをくっつけってしまい、動脈硬化の原因になります。その結果、心筋梗塞や脳梗塞を含め、多くの臓器が障害されやすくなってしまいます。

本題はここからです。

一般的に、女性の場合には「エストロゲン」という女性ホルモンによってＬＤＬの値は自然と抑えられています。しかし閉経後は、女性ホルモンの働きが落ちるため、ＬＤＬの値は自然と上がります。これは病的なものではありませんので、投薬治療の必要はありません。もし「コレステロールの値はとにかく下げた方がいい」という古い考えの元、厳格なコントロールを求めて投薬治療をしてしまうと、副作用というデメリットが大きくなってしまいます。この場合、コレステロールの薬は減薬・中止できる可能性があります（反対に男性の場合では、ＬＤＬの値と動脈硬化は強く関連するため、数値が高ければ積極的な治療が必要となります）。

他にも減薬もしくは中止できる可能性が高まる方法は**「食事」と「運動」によるコレステロール値の低下**です。コレステロールは食事に含まれていますので「脂っこくない」食事にすることで、血液中のＬＤＬの値は改善が期待でき、内服薬を減薬・中止できる可能性があります。また、運動は「身体の中にあるエネルギー」を使って行うものですので、コレステロールもしっかりエネルギーとして使われ、LDLは改善することになります。食事と運動によってLDLが改善すれば、コレステロールを下げる薬は不要となります。

またコレステロールの薬の大きなデメリットとして「副作用」もありますので、副作用が出現した場合には減薬・中止をする必要があります。ちなみにスタチン系であれば、添付文書に「肝障害」「横紋筋融解症《おうもんきんゆうかいしょう》」という副作用が書かれています。イメージがわきづらいかもしれませんが、横紋筋融解症はその名の通り「筋肉が溶けてしまう」という重篤な副作用であり、命に係わる危険なものです。肝障害は薬の中止で改善することが多いと言われていますが、スタチン系を内服している方によく見かける副作用です。これらの副作用が疑われた場合には、すぐに主治医と相談するようにしてください。

ただし、何度も繰り返しますが、自己判断による減薬や中止はリスクが伴いますので、必ず主治医と相談するようにしましょう。

中性脂肪の薬も減薬・中止できる可能性がある

今度は**中性脂肪の薬**についての話です。

中性脂肪は、別名トリグリセリドと呼ばれます。トリグリセリドは先ほどお話ししたコレステロールと同じ脂肪の一つなのですが、少し様子が異なり「脂肪細胞」という細胞の中に蓄えられています。そしてトリグリセリドは、必要に応じてそこから取り出されて、人間が活動するためのエネルギーとして役に立ちます。

しかし中性脂肪が増えすぎてしまうと、結果的にＨＤＬ（善玉コレステロール）が減り、ＬＤＬ（悪玉コレステロール）が増えてしまいます（ＨＤＬやＬＤＬについては、コレステロールの項をご参照ください）。そうなると動脈硬化が進んでしまい、脳梗塞や心筋梗塞などの危険な病気を引き起こす可能性があります。エネルギーになるからといって取りすぎてはいけない、ということですね。

そのため医療の世界では、いかに中性脂肪を減らすかを命題に多くの薬が開発されました。例えば、体内で中性脂肪が作られることを邪魔するフィブラート系と呼ばれる種類のクロフィブラート（商品名：クロフィブラート）やベザフィブラート（商品名：ベザトール）やフェノフィブラート（商品名：リピディル、トライコア）、ＥＰＡ製剤と呼ばれる種類のイコサペント酸エチル（商品名：エパデール）があります。実際、中性脂肪が高いタイプの脂質異常症の方の治療薬としてこれらが選ばれます。ちなみにＥＰＡ製剤には、アジやサバやイワシなどの青魚に含まれる主成分として含まれており、魚好きの日本人にとっては嬉しい響きです。実際にどちらも効果が高く、内服を開始するとしっかり数値が改善される印象があります。これは大きなメリットです。

しかし当然、薬には副作用というデメリットがあります。添付文書を見るとわかりますが、フィブラート系の薬の添付文書には、コレステロールの項でお話ししたHMG－CoA阻害薬と同じように「肝障害」や「横紋筋融解症」という危険な副作用が書かれています。またEPA製剤では「出血傾向」という「血が止まりにくくなる」という副作用があります。これらは医師の間で広く知られている、危険な副作用です。

このように、**どのような薬であったとしても、内服する場合にはメリットとデメリットのバランスが重要です。**もしデメリットが上回る場合には、減薬・中止する必要があります。

コレステロールと同様に中性脂肪の値のコントロールには「**食事**」と「**運動**」が効果的です。（大変面倒ではありますが）野菜から食べるようにする、野菜の摂取量を増やす、ゆっくりよく噛んで食べるようにする、（私には無理ですが）アルコールの過剰摂取を控える、（私は大体三日坊主ですが）有酸素運動を毎日30分以上行うなど、生活習慣の見直しをするようにしましょう。そうすることで、中性脂肪の薬も減薬・中止できる可能性が大いに高くなります。

内分泌疾患の薬

糖尿病の薬	ビグアナイド系	メトホルミン塩酸塩	メトグルコ
	DPP-4阻害薬	シタグリプチンリン酸塩	ジャヌビア
		アログリプチン安息香酸塩	ネシーナ
		リナグリプチン	トラゼンタ
	スルホニル尿素薬	グリメピリド	アマリール
	αグルコシダーゼ阻害薬	アカルボース	グルコバイ
		ボグリボース	ベイスン
	SGLT2阻害薬	イプラグリフロジンL-プロリン錠	スーグラ
		ダパグリフロジンプロピレングリコール水和物	フォシーガ
		カナグリフロジン水和物	カナグル
	チアゾリジン系	ピオグリタゾン塩酸塩	アクトス

コレステロールの薬	スタチン系（HMG－CoA還元酵素阻害薬）	アトルバスタチンカルシウム水和物	リピトール
		ピタバスタチンカルシウム水和物	リバロ
		プラバスタチンナトリウム	メバロチン
		ロスバスタチンカルシウム	クレストール

中性脂肪の薬	フィブラート系	クロフィブラート	クロフィブラート
		ベザフィブラート	ベザトール
		フェノフィブラート	リピディル
		フェノフィブラート	トライコア
	EPA製剤	イコサペント酸エチル	エパデール

呼吸器疾患（肺や気管に関係する病気）

風邪に抗生剤（抗菌薬、抗生物質）は効果なし？

第2章で意外な新常識の一つとして「**風邪には風邪薬を使わない方がいい**」という話をしました。ここではさらに「**風邪に抗生剤を使うべきかどうか**」という話をしたいと思います。ここではわかりやすく、抗生剤と抗菌薬と抗生物質は同じ意味として扱います。

抗生剤の効果があるかないかの話の前に、そもそも抗生剤とはどのようなもので、どのような種類があるのかを説明します。

抗生剤はその名の通り「**微生物に抗《あらが》う**」のが目的です。ここで大切なのは、抗生剤が身体の中に入っても、人間は攻撃せずに微生物だけを攻撃できるかどうかという点です。もしそうでなければ、極端な話「爆弾で人間を吹き飛ばす」のと同じです。そのため、人間と微生物の違いを見極められるかどうかが、抗生剤の開発のポイントになります（私も医学生の時は全然わかりませんでした。とても難しいのですが、読み進めるとわかるかもしれません）。

一般的に使われる抗生剤としては、細胞壁合成阻害薬と呼ばれる種類のペニシリン系抗生剤であるアモキシシリン水和物（商品名：サワシリン）やセフェム系抗生剤のセフジトレンピボキシル（商品名：メイアクトなど）があります。人間にはない「細胞壁」という部分を攻撃する薬で、世界で一番初めに使われた抗生剤でもあります。ちなみに、人間だけでなく「ウイルス」にも細胞壁は存在しないので、細胞壁合成阻害薬はウイルスにも効果はありません。他にもよく使われる、たんぱく質合成阻害薬と呼ばれる種類のマクロライド系抗生剤であるクラリスロマイシン（商品名：クラリシッド）やアジスロマイシン水和物（商品名：ジスロマック）も紹介しておきます。この薬も細菌だけが持つリボソームに作用し、たんぱく質の合成を阻害する（つまり細菌が何もできなくなる）薬です。このように、人類が様々な菌に対応できるように、様々な種類が開発されています。

ここまでが前提の知識です。それでは本題に入ります。

風邪に抗生剤は効果があるのでしょうか。**正解はノーです**。一般的な風邪の場合、正式名称は「風邪症候群」と呼ばれ、原因の90％はウイルスと言われています。そしてウイルスは、我々の細胞の奥の方に入り込んでしまうため、一般的な抗生剤の効果は期待できません。説明した通り、抗生剤が攻撃できる範囲を超えてしまっていますからね。

では一体、なぜ風邪に抗生剤が処方されてしまうのでしょうか。それにはいくつかの理由があります。まず理由の一つに、現場の医師の思いがあるように感じます。例えば「患者さんの機嫌や信頼関係を損ねないように」「できるだけ早く次の患者さんの診察をしなければならない」という思いが「はいわかりました、抗生剤ですね、処方しておきますね」という流れにつながってしまっている可能性があります。風邪が蔓延《まんえん》する時期に、抗生剤の処方を強く求める全ての患者さんに理解を得るのは、本当に骨が折れてしまいます（細菌とウイルスの説明、免疫の仕組み、抗生剤の仕組みの説明、抗生剤を使用しなかった時のメリット、抗生剤を使用した時のデメリットなど…）。正直なところ、私も昔はよく「今の状態で抗生剤は必要ありませんので、問答無用で処方しません！　はい、次の患者さんが待ってるからお大事にね！」なんてことをやっていました。さすが昔の私です。

また「**肺炎の予防**」**として、抗生剤の処方を望む患者さんもいらっしゃいますが、これも誤りです**。恐らく「抗生剤を身体に蓄えておければ（？）、ばい菌は入ってこないだろう」という考えだと思いますが、そもそも抗生剤は「地球上のすべての菌」を倒すことはできませんし、抗生剤を分解するための自分の臓器（肝臓や腎臓）の負担や、抗生剤を使用した時の副作用やアレルギーのデメリットが考慮されておりませんし「抗生剤で肺炎を予防できる」という医学的な根拠（エビデンス）もありません。しかし、これらの説明をしたとしても、患者さんに「じゃあ肺炎になった時に責任をとってくれるんですか？」と言われたり、後からそのように言われる面倒を避けるため「じゃあ処方しますね」という流れになってしまうというカラクリです。患者さんの「できることなら予防したい」「早くきちんと治したい」という気持ちにウソはありませんので、とても難しい問題です。

しかし、そういった繰り返しによって抗生剤が乱用（？）されてしまった結果「多剤耐《たざい》性菌」と呼ばれる、抗生剤に抵抗のある菌が数多く生み出されてしまっているのです。

もし、多剤耐性菌による肺炎や腎盂腎炎《じんうじん》などの病気になりますと、多剤耐性菌を倒せる抗生剤は限られているので、副作用の強い抗生剤でしか対抗できず、治療が困難になったり、時に致命的になってしまいます。

また、この多剤耐性菌による感染症が、地域レベル、国家レベル、世界レベルの規模で広がった場合には、人類が危険にさらされてしまう可能性があります。実際に、14世紀にヨーロッパで発生した黒死病（ペスト）、19世紀～20世紀にかけて、地域を変えながら7回も大流行を起こしたコレラ、１９１８年～１９１９年にかけて全世界で２５００万人以上が死亡したスペイン風邪（インフルエンザ）があります。感染症は常に人類を脅かす脅威として存在しているのです。

抗生剤の使用は、メリットがデメリットを明らかに上回る時に、可能な限り生活習慣の見直しをした上で「この菌が原因だから、この菌に効く、この抗生剤を処方します」という流れが望ましいとされています。例えば膀胱炎であれば、普段からの水分摂取などの生活習慣の見直しをした上で、もし症状が改善されなければ、採尿（尿検査）をし、菌の培養をして原因菌を突き止めてから、適切な抗生剤を内服する、といった流れです。早急に抗生剤を処方しなければならないのは、小児や高齢者や免疫不全の患者さんで、感染症が致命的になるリスクの高い方が基本です（何もしなければ致命的になる場合、メリットがデメリットを大きく上回ります）。**感染症の発症を予防する一番の薬は、自身の生活習慣が崩れてはいないかどうかの見直しです。**バランスの悪い生活習慣（食事、運動、睡眠）は、様々な感染症のリスクを高めてしまいます。

長くなりましたのでまとめます。一般的な風邪に抗生剤を使用することに、大きなメリットはありません。一方で、使用することによる副作用やアレルギー、耐性菌の問題など、デメリットは多く存在します。本書を手に取っていただいた皆様には、ちょっとした風邪であれば、抗生剤を安易に自ら医師に求めることはしないようにしてくれると嬉しいです。「先生が必要ないと言うなら大丈夫です！」なんて言われた日には涙が出てしまいますね。

注意点なのですが、溶連菌や結核など、治療に抗生剤が効果的な（特殊な）感染症も存在します。症状が続く場合や「あれ、これはおかしいな」「この症状は我慢できないな」と思うことがあれば、決して無理をせず（一度連絡をしてから）病院を受診しましょう。

インフルエンザに抗インフルエンザ薬は不要？

さて、毎年冬になると8万回ほど問答になる話です。

まずは皆様、**インフルエンザ**にかかったことはありますか。ご存知かもしれませんが「インフルエンザ」と呼ばれる病気は「インフルエンザウイルス」というウイルスが身体に入り込んで悪さをする感染症の一つです。インフルエンザウイルスは時に爆発的に感染が広がるため、多くの方がインフルエンザにかかった経験があると思います。そして多くの方が、抗インフルエンザ薬を内服した経験もあると思います。

一般的に抗インフルエンザ薬には、吸入であればザナミビル水和物（商品名：リレンザ）とラニナミビルオクタン酸エステル水和物（商品名：イナビル）、経口であればオセルタミビルリン酸塩（商品名：タミフル）とバロキサビル マルボキシル（商品名：ゾフルーザ）があります。

さて、そういった薬で対処すると思われがちなインフルエンザですが、様々な研究で抗インフルエンザ薬の必要性に疑問が投げかけられています。実際に海外の多くの地域では、インフルエンザの治療は症状を抑える「対症療法」のみで、重症化の危険性がある場合以外に抗インフルエンザ薬は使用されていません（医療制度の違いもありますが）。

その理由の一つとして、確かにインフルエンザは辛い症状が現れますが、ほとんどの場合は自然に軽快する病気であるということがあります。自然に軽快するということは、身体の中でインフルエンザウイルスを直接攻撃したり、対抗する抗体を作り出したりして、ウイルスを排除できるようになることを意味しています。つまり「**時間が経てば治る人に、薬は必要なのか**」という理由です。

他にも理由があります。代表的な抗インフルエンザ薬であるオセルタミビル（商品名：タミフル）の添付文書を見てみます。すると添付文書には「インフルエンザ様症状の発現から2日以内に投与を開始すること。症状発現から48時間経過後に投与を開始した患者における有効性を裏付けるデータは得られていない」と書かれています。ここには現実的にいくつかの問題があります。まず、症状を確認してから2日以内に病院に行き、タミフルを処方してもらうことに多少の時間的な無理があるのと、インフルエンザ様の症状と風邪の初期症状は医師でも区別がつきにくいこともあり、特に初期の段階では困難です（発熱や咳ですからね）。つまり、焦って治療を開始しようとしても「ただの風邪」に抗インフルエンザ薬を使用することになりかねないということになります。さらに、48時間以内に内服治療が開始ができたとしても、症状がある期間をせいぜい半日から1日程度短縮する程度かそれ以下と言われています。他の抗インフルエンザ薬に関しましても、薬剤の開始期間や実際の効果には多くの疑問が投げかけられています。

さらにデメリットとして、抗インフルエンザ薬に限られませんが、アレルギーの可能性、副作用、耐性化のリスクがあります。特に、オセルタミビル（商品名：タミフル）の副作用「異常行動」やバロキサビル（商品名：ゾフルーザ）の耐性化の問題は、何度もニュースに取り上げられました。やはりデメリットの無い薬は存在せず、メリットとデメリットのバランスを考えて薬を使うようにしたいところです。

ちなみに「高齢者」や「免疫力が低下している方」のインフルエンザの場合には、症状が重症化した時に致命的になる可能性があるので、メリットがデメリットを上回ると判断されて処方されることが多いです。あくまでバランスが重要ということですね。

「インフルエンザにかかったら、必ず抗インフルエンザ薬を使用しなければならない」という考え方には「待った」です。

喘息《ぜんそく》治療の基本的な考え方

今度は**喘息**についてお話ししたいと思います。喘息は、徐々に仕組み（「病態生理」と言いましたね）が明らかになり、薬も効果の高いものが増え、治療が大きく変わった病気の一つです。わかりやすく説明したいと思います。

まず、喘息治療に必要となる知識は「解剖学」です。まずは試しに息を吸ってみてください。その時、空気が「鼻」や「口」から入って、途中で胸の中にある「気管」という管を通って「肺」に送られています。今度は息を吐いてみてください。この時には「肺」にあった空気が「気管」を通って「鼻」や「口」から出ていきます。そして、この空気の出し入れを「呼吸」と言います。**通常であれば、呼吸はスムーズに行われますが、もしアレルギーや感染による炎症が原因で、気管がむくんだり腫れあがったりしてしまうと、空気の通り道が狭くなってしまい、息を吐きづらくなってしまいます。これが喘息発作です。**

では、どのようにしたら喘息発作を防ぐことができるでしょうか。そうですね、アレルギーや感染による炎症を予防すれば良いですよね。

一般的には感染対策に加え、吸入ステロイドと呼ばれる種類のフルチカゾンプロピオン酸エステル（商品名：フルタイド）やブデソニド（商品名：パルミコート）、吸入ステロイドにβ2刺激薬が加わったキシナホ酸サルメテロール／プロピオン酸フルチカゾン（商品名：アドエア）やブデソニド／ホルモテロールフマル酸塩水和物（商品名：シムビコート）などの薬が使われますが、これらの薬はこの気管に起きてしまう炎症を、普段から抑えるようにしてくれますので、普段から使うことで喘息発作の回数を明らかに減らすことができます。この予防薬を「普段からコントロールする薬」という意味で「長期管理薬（コントローラー)」と言ったりもします。ちなみに昔は、幼い時から使わない方が良いと言われていましたが、喘息発作を繰り返せば繰り返すほど、成人になってからも繰り返しやすくなってしまうため、今では早期に治療を開始するのが当たり前になりました。そして大人になるにつれて、空気の通り道が成長して太くなっていくので、徐々に薬の量を減らすことができます。使用しているお子様がいる場合には「いつまで飲まなきゃいけないんだろう」なんて不安にならず、安心してしっかり喘息発作の予防をしてくださいね。

また、実際に喘息発作が起きた場合には、β2刺激薬という種類のプロカテロール塩酸塩水和物(商品名：メプチン)やサルブタモール硫酸塩(商品名：サルタノール)、先程も登場しましたシムビコートなどを使って、狭くなってしまった空気の通り道(気管支)を広げます。それでも発作が落ち着かないようであれば、病院での吸入や点滴を行います。喘息発作が起きた場合には、無理をして絶対に我慢をせず、すぐに受診して大丈夫です。

喘息は、本当に誰も悪くない理不尽な病気の一つです。喘息発作が起きた時は大変苦しいです。いつ発作が起きるかわからない怖さもあります。そのため、普段からの発作予防(コントロール)が重要です。「薬を使うと胸がドキドキする」など、避けられない副作用もありますが、治療法に心配がある場合には、きちんとかかりつけの先生と相談しましょう。

呼吸器疾患の薬

抗生剤	ペニシリン系抗生剤	アモキシシリン水和物	サワシリン
	セフェム系抗生剤	セフジトレンピボキシル	メイアクト
	マクロライド系抗生剤	クラリスロマイシン	クラリシッド
		アジスロマイシン水和物	ジスロマック

抗インフルエンザ薬	抗インフルエンザ薬	ザナミビル水和物	リレンザ
		ラニナミビルオクタン酸エステル水和物	イナビル
		オセルタミビルリン酸塩	タミフル
		バロキサビル マルボキシル	ゾフルーザ

喘息の薬	ステロイド	フルチカゾンプロピオン酸エステル	フルタイド
		ブデソニド	パルミコート
	ステロイド+β2刺激薬	キシナホ酸サルメテロール/プロピオン酸フルチカゾン	アドエア
		ブデソニド/ホルモテロールフマル酸塩水和物	シムビコート
	β2刺激薬	プロカテロール塩酸塩水和物	メプチン
		サルブタモール硫酸塩	サルタノール

消化器疾患（胃や腸に関係する病気）

胃薬はいくら飲んでも大丈夫？

さて、今度は**胃薬**についての話です。

胃薬は胃酸を抑える薬なので、胃酸分泌抑制薬とも呼ばれますが、ＰＰＩ（プロトンポンプ阻害薬）やヒスタミンＨ２受容体拮抗薬など、多くの種類があります。ＰＰＩにはランソプラゾール（商品名：タケプロン）やオメプラゾール（商品名：オメプラゾン）やラベプラゾールナトリウム（商品名：パリエット）やエソメプラゾールマグネシウム水和物（商品名：ネキシウム）やボノプラザンフマル酸塩（商品名：タケキャブ）、ヒスタミンＨ２受容体拮抗薬にはシメチジン（商品名：タガメット）やラニチジン（商品名：ザンタック）やファモチジン（商品名：ガスター）など、使ったことがある薬も多いのではないでしょうか。実際に処方薬だけではなく一般薬も多く販売されています。

まず、胃薬を使用する際のメリットとして、飲むだけで胸やけを抑えることができる、という点があります。胸やけは、ストレスや食べ過ぎなど、現代に生きる我々にとって切っても切れない関係にありますので、胃薬のメリットは絶大です。時に、症状が劇的に改善するケースも見られるため、長期的に服用してしまったり、医師に「症状が落ち着いたら飲まなくてもいいよ」と言われていたとしても、症状の再発を恐れてしまって、中止できずに慢性的な内服につながっているケースも多く見受けられます。本書ではそこに「待った」をかけます。

今度は胃薬のデメリットを考えてみましょう。そもそも胃薬の目的は、胃酸の分泌が多すぎて胃がダメージを受けてしまっているような場合に、その胃酸の分泌量自体を抑えて胃を守ろうというものです。そのため、もし**胃薬を長期的に使用することにより、胃酸の分泌を「長期的」に抑えてしまうと「身体の中に入ってくる微生物を殺菌」したり「食べ物を分解」したりするという、胃酸の本来の目的を達成できなくなってしまう**恐れがあります。微生物の殺菌がおろそかになってしまうと、理論的には感染症につながりますし、食べ物の分解がうまくできなければ「吸収」もうまくできず、折角とった食事をエネルギーとして活用できませんので、身体のバランスが崩れてしまいます。

実際、代表的なＰＰＩであるオメプラゾンの添付文書に「骨折する可能性が高まる」というリスクが書かれています。原因として考えられるのは、薬が胃酸の分泌を抑えてしまうことが、本来胃から吸収されるはずの「鉄」や「ビタミンＢ」や「カルシウム」の吸収を妨げてしまっている可能性です。「胃酸の量を減らす」ことが「骨を脆《もろ》くしてしまう」

ことにつながる、というのは、容易に想像ができるものではありませんよね。薬の副作用は、時に人の想像を大きく超えてしまうものです。また、胃薬であったとしても、他の薬と同様に様々な副作用やアレルギーの可能性が存在します。やはり「誰にでも絶対に安全な薬」はありません。

こういったメリットとデメリットのバランスを考えた上で、胃薬を使用するのが正しいと言えます。メリットがデメリットを上回る場合としては、胃や膵臓《すいぞう》の切除を行った既往《きおう》歴《れき》がある時、高度な逆流性食道炎がある時、ピロリ菌の除菌ができない胃や十二指腸潰瘍《かいよう》がある時、慢性的に痛み止めを内服している時などがあります。**ちょっとした胸やけの予防目的で、安易に胃薬を内服するのは控えた方が良い**でしょう。

それでは、胃薬を使わずに胃を大切にしたい時、どのような方法があるのでしょうか。まず「暴飲暴食」や「(私の得意技である) 早食い」は、胃酸がたくさん分泌されてしまいますので控えるようにしましょう。アルコールや炭酸水、刺激の強い食事も、胃を必要以上に刺激してしまうため、胃酸が多く分泌されてしまい、胃がダメージを受けてしまう原因となります。**食事の改善は、胃の保護にとても役に立ちます**。

また、胃を大切にしたければ「ストレス」も正しく対処する必要があります。胃の周りにはたくさんの自律神経がありますが、自律神経はストレスの影響を受けやすいため、過度なストレスがあると胃酸の分泌を促進させてしまうからです。性格のやさしい人が「なんか最近ストレスで胃が痛いんだよね」と言っている姿を見たことがあると思います。その場合、身体の中では胃酸が過剰に分泌されている可能性があります。**胃を大切にするためには、適度な運動やリフレッシュをして、ストレスをためこまない生活を心がけましょう。**ストレスをため込まない方法に関しましては、私もインターネットで詳しく情報発信しておりますので、ぜひそちらも合わせてご覧ください。

下剤（便秘薬）は使い方に注意

下剤（便秘薬）は、お通じを良くするための薬です。便秘はとても多くの人が悩むものなので、様々な種類が開発されました。まずは一通り、それぞれについて解説したいと思います。ちなみに、これから紹介する下剤のメリットは共通して「便が出る」という点ですので、それぞれの薬の効き方（作用機序《さようきじょ》）や、デメリットである副作用を中心に解説したいと思います。

①膨張性下剤

まずは膨張性下剤と呼ばれる種類の下剤からご紹介します。膨張性下剤はその名の通り、便を「膨張」させて大きく柔らかくして、大腸の運動を促す下剤です。膨張性下剤は一般的に作用は弱いのですが、その分副作用も少なく、ある程度安心して飲めるだけでなく、飲み始めてから数日後から効果が現れるという特徴があります。一般的なものには、ポリカルボフィルカルシウム（商品名：コロネル）があります。

②塩類下剤（浸透圧性下剤）

二つ目は塩類下剤です。塩類下剤は「浸透圧」と呼ばれる原理を用いているので「浸透圧性下剤」とも呼ばれます。もう少しわかりやすく説明すると、塩類下剤（浸透圧性下剤）は、大腸の中の水分の量を増やして便を柔らかくしてくれます。そのため注意点としては、便を柔らかくするための水分自体をしっかりとらなければならないことがあります。比較的穏やかな作用の下剤で、癖になりづらい（習慣性が少ない）と言われており、大変よく使われる薬です。高齢者や腎機能が低下している患者さんでは、血液中のマグネシウム（薬の成分）が増え過ぎてしまって危険なことがあるので、注意は必要です。一般的なものには酸化マグネシウム（商品名：マグラックス、マグミット）があります。

③刺激性下剤

三つ目は刺激性下剤と呼ばれる種類の下剤をご紹介します。刺激性下剤はその名の通り、腸を「刺激」して動きを促進させる種類の下剤です。しかしこの種の下剤は非常に効果が強いため、症状が強い時に処方されます。また、耐性を起こしやすいと言われており、連続で何度も使っていると、増量しなければ効果が無くなってしまうので、注意が必要です。大黄《ダイオウ》が一般的には、センノシド（商品名：プルゼニド）、センナ（商品名：アローゼン）、含まれているもの（商品名：大柴胡湯《ダイサイコトウ》、大黄甘草湯《ダイオウカンゾウトウ》）、ピコスルファートナトリウム水和物（商品名：ラキソベロン）、炭酸水素ナトリウム・無水リン酸二水素ナトリウム（商品名：新レシカルボン坐剤）がよく使われます。目に見えて効果が現れるため、便秘に悩む方にとっては何度も使いたくなってしまうものですが、先程お話しした通り「耐性を起こしやすい」ため、使う回数は限定しなければなりません。

④浣腸剤（浣腸）

四つ目は浣腸剤ですね。浣腸剤は、皆様がご存知の通り、肛門から直接注入し、直腸や大腸の粘膜を刺激して便を出させる薬です。以前は癖になりやすい（習慣性がある）と考えられていましたが、最近は早めに浣腸を使用して、その後飲み薬に移行していく、という使われ方が増えています。注意点は「直腸穿孔《せんこう》」と言って、注入時に直腸を傷つけないようにすることが大切です。一般的にはよくグリセリン（商品名：グリセリン浣腸）が使われます。

⑤市販薬の下剤

最近では市販でも様々な種類が販売されていますが、調べてみた所、多くの市販薬の下剤は前述した①〜④のいずれかの成分が含まれています。特に多いのは、③の効果の強い刺激性下剤の成分が含まれているものです。③でお話ししましたが、刺激性下剤の場合は癖になりやすい上、増量しなければ効果が無くなってしまいますので、頼りきりにならないようにしなければなりません。

下剤について一通り説明しましたが、共通したデメリットはやはり「使用したことによる副作用」です。薬の依存や耐性も大きな問題ですが、それに加えて副作用として、下剤の使用で便が想像以上に柔らかくなってしまったり、下痢になってしまったり、過度に腸が動きすぎてしまって腹痛につながってしまったりすることがあります。

これらのメリットとデメリットのバランスを考えると、聡明な読者の方は、できるだけ下剤は使わずに改善したいのではないかと思います。その方法をこれから説明したいと思います。

まず前提として、便というのは「食べた物」から「必要な栄養素」を取り除いた後に「残った不要な物」です。例えば、食事を食べて、糖質・脂質・たんぱく質・ビタミン・ミネラルなどの必要な栄養素を身体に取り込んだ後に、残った不要な物、いわゆる「食物繊維の部分」が便として排泄されています。つまり、**きちんとした便を出すためには、食事について考えることが大切です。**もし食事に野菜（食物繊維）が含まれていない場合には、きちんとした便は作られませんし、食物繊維には腸を内側から刺激する役割もあるので、やはり便秘になりやすくなってしまいます。ごぼうなどの野菜をイメージしていただくとわかりやすいと思いますが、食物繊維は「チクチク」しているので、それらが腸の中から腸を刺激してくれ、腸の動き（蠕動《ぜんどう》運動）を促進してくれるのです。その結果、便が肛門に送られやすくなるのです。

他にも、**便秘の改善には「運動」も重要です。**定期的な全身運動をすることにより、腹筋や背筋や骨盤底筋群《こつばんていきん》など、色々な筋肉を鍛えることができます。色々な筋肉が動くと「筋肉に囲まれている腸」も動き、結果として便が肛門まで運ばれることになるのです。つまり、定期的な全身運動は便秘を防ぐことにつながります。反対に、もし運動不足であればお腹の周りの筋力もどんどん落ちてしまい、便秘になりやすい体質になってしまいます。

話が長くなりましたが、このようにメリットとデメリットのバランスを考えると、下剤を使わなければならない事情（病気の治療をしていて便秘になりやすい薬を内服している、食事や運動の見直しが困難など）が無い限りは、便秘の理解と原因の解決が、長期的な視点で便秘を改善することにつながります。

市販の下痢止めは正しい？

第2章でもお話ししましたが、改めて市販の**下痢止め**についてです。

まずは下痢についての理解を深めましょう。どうして下痢になってしまうのでしょうか。下痢と硬い便の大きな違いは「含まれている水分量」です。食べた食事は消化管（食道・胃・腸など）を進みながら、消化されたり栄養素を吸収されたりして、残った物が便として捨てられます。もし、この捨てられた便の中に水分の量が多すぎると「下痢」と呼ばれます。

そして、下痢になってしまう原因の一つとして「**便の中に含まれている水分が多すぎる**」という可能性があります。わかりやすく説明しますと、人の身体の中では、食物を口から肛門へ送る（便を作る）途中で水分をどんどん吸収し、便を固めています。もし食べ物の中に、細菌やウイルスが含まれている場合には、彼らもしくは彼らが出す毒素が、腸の粘膜を攻撃してしまうため、うまく水分が吸収できなくなってしまい、下痢につながってしまいます。

二つ目の原因として、腸の動きが早すぎて下痢になってしまうことがあります。腸は様々な影響を受けて動いて便を運びます。例えば「自律神経」の影響です。自律神経は人間の身体の中に張り巡らされている神経で、全ての内臓にくっついて動かしたり動きを止めたりしています。その内臓の中に腸も含まれていますので、自律神経の働きに合わせて腸も動くことになります。ちなみに、自律神経はストレスの影響をとても受けやすいことがわかっています。つまり「**強すぎるストレスは、自律神経を介して腸を動かし過ぎてしまい、結果として下痢につながることがある**」という話になります（これは過敏性腸症候群と呼ばれる病気の病態生理の一つでもあります）。

これらを踏まえた上で、もし安易に下痢止めを使ってしまった場合には、一体どうなるでしょうか。そうですね、二つ目の**ストレスが原因の下痢であれば、下痢止めの効果はあまり得られない**ですよね。

では、一つ目の「細菌やウイルス」が原因の下痢の場合、下痢止めを使うとどうなるでしょうか。そうですね、下痢の原因となる細菌やウイルスがお腹の中に残ることになりますので、治療するどころか治りが悪くなります。言い換えますと、細菌やウイルスを「外に出す」ための下痢ですから、止めてはいけないのです。

このような理由で、本来であれば下痢止めが使用される機会はかなり限定されるはずです。しかし市販の下痢止めは、原因に関係なく「下痢は辛いから下痢止め」という使い方を、安易に可能にしてしまっているのです。ちなみに、市販の下痢止めの多くは「腸の動きを止める」という効果により下痢を止めています。**「ひとまず下痢を止める」というメリットと「治りが悪くなる」「副作用」などのデメリットのバランスを考えると、私はあまり使用をすすめることができません。**

やはり医師としては、できる限り原因と向き合った治療が良いと思います。

例えば、食中毒や感染性胃腸炎と診断された場合には、脱水予防としての水分摂取と周囲への感染予防を、原因としてストレスが考えられる場合や過敏性腸症候群と診断された場合には、ストレスに負けないようにするための方法や生活習慣の見直しを行うことが大切です。

それぞれの病気に合わせた治療法に関しましては、私がインターネットで情報発信をしておりますので、ぜひ合わせてご覧いただき、最新情報を入手するようにしてください。

消化器疾患の薬

胃薬 (胃酸分泌抑制薬)	PPI(プロトンポンプ阻害薬)	ランソプラゾール	タケプロン
		オメプラゾール	オメプラゾン
		ラベプラゾールナトリウム	パリエット
		エソメプラゾールマグネシウム水和物	ネキシウム
		ボノプラザンフマル酸塩	タケキャブ
	ヒスタミンH2受容体拮抗薬	シメチジン	シメチジン
		ラニチジン	ザンタック
		ファモチジン	ガスター

下剤 (便秘薬)	膨張性下剤	ポリカルボフィルカルシウム	コロネル
	塩類下剤(浸透圧性下剤)	酸化マグネシウム	マグラックス
		酸化マグネシウム	マグミット
	刺激性下剤	センノシド	プルゼニド
		センナ	アローゼン
		大黄	大柴胡湯
		大黄	大黄甘草湯
		ピコスルファートナトリウム水和物	ラキソベロン
		炭酸水素ナトリウム・無水リン酸二水素ナトリウム	新レシカルボン坐剤
	浣腸剤(浣腸)	グリセリン	グリセリン浣腸

循環器疾患（血管や心臓に関係する病気）

高血圧の薬（降圧薬）は減薬・中止できる可能性がある

次は**高血圧の薬**についての話です。高血圧の薬について理解するためには、まずは**血圧とはどのようなものなのか**理解しなければなりません。

まず前提として、全身の血管は全て「心臓」を中心につながっています。そして、心臓がドックンドックンと動くと、血管の中にある血液が送り出されて全身を周ります。さて、この時に心臓は「かなりの力」で血液を送り出したり（収縮）、その送り出すための血液を「かなりの力」でかき集めたり（拡張）、を繰り返して血液を循環させています。この心臓が収縮する時（収縮期）に血液が血管にぶつかる力（圧力）を「収縮期血圧」と言います。一方で、心臓が拡張して血液を心臓にかき集める時（拡張期）にも、血液は血管にぶつかります。この時の「力（圧力）」は「拡張期血圧」と言います。

例えば「上が120、下が80ですね」と言われた時には、心臓が収縮した時の（収縮期）、血液が血管を押す力（血圧）が120（収縮期血圧）、心臓が広がっている時の（拡張期）、血液が血管を押す力（血圧）が80（拡張期血圧）ですね、という意味になります。この血圧が高い場合には「高血圧の診断基準」に沿って、病名が付けられます（診断基準は年度によって改訂され、数字が変化することがありますので、インターネットにて最新の情報をチェックするようにしてください）。これが**高血圧**です。

では、どうして血圧が高い「高血圧」になってしまうのでしょうか。最も多い原因の一つに「**動脈硬化**」があります。動脈硬化というのは、その名の通り、全身の細かい血管（動脈）が硬くなってしまっている（硬化）状態のことを言います。全身の血管が硬くなってしまうと、それだけ心臓は血液を強く押し出さなければならないため、どうしても血圧が高くなってしまいます（水の出ているホースの先を狭くすると、水道に負担がかかるようなイメージです）。ただ、動脈硬化は「血管の老化」のようなものなので、どうしても年齢が上がるにつれて進んでしまうものでもあります。それに加え、もし糖尿病や脂質異常症など、血管の中で炎症を起こしやすい病気があると、動脈硬化はより進みやすくなります。

話が長くなってしまったので、ここまでを簡単にまとめます。血圧は、心臓が血液を送り出したり集めたりした時の、血液が血管にぶつかる力です。つまりそれは、心臓が血液を送り出す圧力です。そして高血圧はその圧力が強すぎる状態です。高血圧になる理由としては、全身の血管が硬くなってしまう「動脈硬化」があります。動脈硬化は年齢が大いに関係していますが、糖尿病、脂質異常症も動脈硬化を促進させてしまいますので、普段からそれらの病気をコントロールする必要があります。

ところでどうして高血圧がいけないのでしょうか。理由は多くあるのですが、最もイメージがわきやすい例として「**脳出血**」を挙げたいと思います。脳出血は脳の血管が、高すぎる血圧によって破裂してしまった時に起こります。他にも、高すぎる血圧が大動脈を引きちぎってしまう「**大動脈解離《かいり》**」という病気も、同じように危険な病気です。このように、高血圧は緊急度の高い危険な病気を引き起こしてしまいます。ですので、血圧のコントロールは大切です。

他にも高血圧がいけない理由として「**動脈硬化をさらに進めてしまう**」というものがあります。先程は動脈硬化が高血圧につながるとお話ししましたが、高血圧も血管を傷つけて炎症を起こしてしまうので、動脈硬化が進んでしまうのです。動脈硬化が高血圧を進めてしまい、高血圧が動脈硬化を進めてしまうという、なんとも悲しい悪循環があるのです。

このように高血圧は生命に関わる多くの病気の原因になることが知られるようになりました。逆に言い換えれば、高血圧の薬（降圧薬と言います）は、多くの病気を予防できるということにもなります。その結果、高血圧の薬の研究は進み、現在は様々な種類の高血圧の薬（降圧薬）が開発されました。一般的によく使われる降圧薬には、カルシウム拮抗薬と呼ばれる種類のニフェジピン（商品名：アダラート）やアムロジピン（商品名：ノルバスク、アムロジン）、利尿薬と呼ばれる種類のフロセミド（商品名：ラシックス）やトリクロルメチアジド（商品名：フルイトラン）、ARB（アンギオテンシン受容体拮抗薬）と呼ばれる種類のカンデサルタン（商品名：ブロプレス）やバルサルタン（商品名：ディオバン）やテルミサルタン（商品名：ミカルディス）などがあります。これらをガイドラインに沿って、そして患者さんに合わせてうまく組み合わせて処方します。そして最近では、既に組み合わさっている薬（合剤）も開発されており、広く使われています。

それでは、降圧薬は一度飲み始めたら、ずっと飲み続けなければならないのでしょうか。いいえ、条件次第では減薬もしくは中止した方が良い場合もあります。

例えば、降圧薬を飲んだ場合のメリットをデメリットが上回った場合があります。降圧薬のデメリットは、やはり副作用として存在する「**低血圧**」です。当然、降圧薬を使えば血圧が下がりますが、もし下がり過ぎてしまうと、大切な脳にも血液が周らなくなってしまいます。高血圧を指摘された後、生活習慣の改善によって血圧が下がった場合には、降圧薬の量を徐々に減らしていき、薬なしで血圧が正常範囲内になれば中止となります。

また高齢の方の場合も、長い間内服していたとしても降圧薬を減薬・中止できる場合があります。高齢の方の場合、既に動脈硬化が進んでいることが多いので、全身に血液がきちんと周り続けるためには、ある程度の高い血圧が必要です。それなのに降圧薬で無理に血圧を下げてしまうと、全身に血液が周らなくなってしまい、思わぬ事態を招いてしまう可能性があります。その場合もメリットをデメリットが上回るので、減薬・中止を考慮します。

他にも、排尿後にフラフラする、朝の血圧が低くて起き上がれないなどの症状がある場合には、降圧薬の副作用の可能性がありますので、むしろ積極的に薬を減らせる可能性があります。また、ACE阻害薬という種類の降圧薬であるカプトプリル（商品名：カプトリル）やエナラプリル（商品名：レニベース）では、空咳などの副作用が見つかっているため、もし副作用があれば減薬・中止する必要があります。

高血圧の治療を考えた時、確かに薬は一見手軽な方法に見えますが、メリットとデメリットのバランスを考えるとやはり「**生活習慣の見直し**」が大切です。適切な生活習慣は、高血圧の大きな原因である「動脈硬化」の進行を抑えることができます。

具体的には「**塩分の少ない食事**」「**定期的な運動**」「**ストレスや寝不足を避ける**」などがあります。薬に頼らず、できる限り普段の生活で血圧を下げることができれば、薬のデメリットをとらずに大病の予防につながるのです。

そして何度も申し訳ありませんが、降圧薬を減薬もしくは中止する場合には、処方医に相談し、計画的に中止しましょう。医師が降圧薬を処方する際には、様々な意図が隠れている場合が多いので、自己判断での中止は控えていただけましたら幸いです。

血液をサラサラにする薬をむやみに欲しがらない

今度は「**血液をサラサラにする薬をむやみに欲しがらない**」という話をしたいと思います。

突然ですが皆様、怪我をして血が出た経験はありますか。ほとんどの人がその経験をしていると思います。さて、そこで少し考えてみましょう。どのように出血は止まったのでしょうか。実は、血液の中の「凝固因子」と「血小板」という成分が出血を止めてくれていたのです。前者の凝固因子は比較的血液の流れがおだやかな静脈で、後者の血小板は血液の流れが速い動脈で活躍して、血液を固めて出血を止めています。もし「凝固因子」と「血小板」の作用を抑えることができれば、血は固まりづらくなり、血液をサラサラにできるということなのです。

そしてこの、凝固因子の作用を抑える作用を持つ薬を「抗凝固薬《こうぎょうこ》」と言い、血小板の作用を抑える作用を持つ薬を「抗血小板《こうけっしょうばん》薬」と呼びます。抗凝固薬はワルファリンカリウム（商品名：ワーファリン）やダビガトラン（商品名：プラザキサ）やリバーロキサバン（商品名：イグザレルト）、抗血小板薬はクロピドグレル硫酸塩（商品名：プラビックス）やチクロピジン塩酸塩（商品名：パナルジン）やアスピリン（商品名：バイアスピリン）が有名ですね。これらを合わせて「抗血栓《こうけっせん》薬」と呼び「血液をサラサラにするお薬」と呼ばれています。血が固まりにくくすることを「サラサラにする」と表現しているわけですね。

では**なぜ血液をサラサラにする必要があるのでしょうか。それは「血が固まって大きな病気につながらないようにするため**」です。大きな病気というのは、例えば脳梗塞や心筋梗塞などの病気です。それらは、脳や心臓の血管の中で血が固まってしまったために起こる病気です。一度、脳梗塞や心筋梗塞を起こした既往がある方は、再発する可能性が高いと言えますので、抗血栓薬を使用することで、再発を予防できる可能性が高まります。

一見それだけを聞くと、抗血栓薬は誰もが内服するべきなように聞こえますが、当然デメリットがあります。デメリットは副作用である「出血傾向」です。抗血栓薬は血栓をできにくくしますが、逆の言い方をすると「血が止まりにくくなる」ということです。本来ならすぐに止まるような出血でも、もし抗血栓薬を使用していれば血が止まりにくくなってしまいます。例えば、鼻血や胃潰瘍《かいよう》からの出血も止まらなくなりますし、脳での小さな出血も止まらなくなりますので、時として致命的になります。これを「出血傾向」と言います。また、他の薬と同じように抗血栓薬にも「副作用」や「アレルギー」などのデメリットもありますので、やはりメリットとデメリットのバランスを考え、脳梗塞や心筋梗塞になるリスクの高い場合にのみ、使用されることが望ましいのです。

こういった背景を知らず「お隣さんが飲み始めたから」という理由で、抗血栓薬を求めて来院される患者さんが後を絶ちません。「血液をサラサラにしてほしい」「脳梗塞を予防したい」という真剣な訴えだと思うのですが「血が固まってしまう脳梗塞は予防できたが、血が止まらない脳出血になってしまった」というのでは本末転倒です。

「誰かが飲んでいるから」という理由で、自分にとって不要な薬をむやみに欲しがらないようにしましょう。隣の芝生と薬は青く見えるのです。

循環器疾患の薬

高血圧の薬（降圧薬）	カルシウム拮抗薬	ニフェジピン	アダラート
		アムロジピン	ノルバスク
		アムロジピン	アムロジン
	利尿薬	フロセミド	ラシックス
		トリクロルメチアジド	フルイトラン
	ARB（アンギオテンシン受容体拮抗薬）	カンデサルタン	ブロプレス
		バルサルタン	ディオバン
		テルミサルタン	ミカルディス
	ACE阻害薬	カプトプリル	カプトリル
		エナラプリル	レニベース

血液をサラサラにする薬（抗血栓薬）	抗凝固薬	ワルファリンカリウム	ワーファリン
		ダビガトラン	プラザキサ
		リバーロキサバン	イグザレルト
	抗血小板薬	クロピドグレル硫酸塩	プラビックス
		チクロピジン塩酸塩	パナルジン
		アスピリン	バイアスピリン

精神・神経疾患（精神や脳に関係する病気）

うつ病の治療で大切なのは、薬ではない？

第2章で抗うつ薬についてお話ししましたが、改めて「**うつ病**」の治療について解説したいと思います。さて、多くの人が「うつ病」と聞くと「色々と疲れてしまっている状態なんだろうなあ」と想像すると思います。確かにそれは大きな間違いではありませんが、薬の話をする前に「うつ病」について、もう少し理解を深めておきましょう。

まず、**うつ病の症状には「精神的な症状」と「身体的な症状」の二つがあります**。精神的な症状には「ひどく落ち込む」「不安を感じる」「興味や喜びがなくなる」「意欲が無くなる」「頭が働かない」などがあります。一方、身体的な症状としては「脈が早く感じる」「息苦しい」「眠れない」などがあります。

では、どうしてこのような症状が現れるのでしょうか。実はうつ病は、遺伝（遺伝子）、仕事・生活環境、その人自身の物事に対する考え方（価値観）やタイミングなど、様々な要因が関係しています。それらの様々な要因が組み合わさって、脳の中の「元気になるための」物質の量が減ってしまい、前述した症状が現れます。それがうつ病の正体です。ちなみに、その物質は神経と神経の間にある物質なので「神経伝達物質」と呼ばれ、特に「セロトニン」「ノルアドレナリン」「ドーパミン」が、うつ病に深く関係しています。

「様々な要因が組み合わさって」とお話ししましたが、もう少し深く踏み込んでみましょう。まず、うつ病の発症に最も関係が深いと言われている「価値観」について考えてみましょう。**うつ病を発症しやすい方の価値観の特徴として「真面目でしっかりしている」「強い道徳観がある」「完璧主義」「断るのが苦手」「自分でためこんでしまう」「人に迷惑をかけないようにしがち」「責任感が強い」「正義感が強い」というような共通点があります。**

これらの価値観を持つ人は、一般的にはとても「良い人」「しっかりした人」「気遣いのある人」なのですが、裏を返すと、自分を「犠牲」にしてしまっていたり「後回し」にしてしまっていることがあります。例えば、職場で誰もがやりたくない仕事を押し付けられた時に「あ、いいですよ、やっておきます」と承諾し、初めのうちは良いのですが「私がやらないと」「誰かが困ってしまうかもしれない」「他の人も頑張っている」「自分も頑張らないと」というように考えてしまい、さらに仕事をお願いされ…という、まさしく負のスパイラルに陥ってしまうという様子です。この時、脳の中では徐々に「元気になるための物質」である神経伝達物質（セロトニン、ドーパミン、ノルアドレナリン）の働きが弱くなってしまっています。

では、うつ病の治療はどのようにしたら良いのでしょうか。医療の現場では、大きく三つの治療方法が使われます。

一つ目は「**休憩**」です。神経伝達物質（セロトニン、ドーパミン、ノルアドレナリン）の働きは、休憩すると回復します。休むだけというように聞こえるかもしれませんが、実はすごく大変なことです。

二つ目は、この「元気になるための物質」の働きが弱くならないように「**価値観を見つめ直す**」という方法です。これもすごく大変なので、一つ目の休憩の後に行います。どうして大変なのかというと、どちらの治療法も極端な話をすれば、真面目な人に向かって「不真面目になれば、うつ病は治るよ」と言うようなものだからです。正しい人に「間違えなさい」と言うわけです。本人からすると、とても困った話です。性格の良い人に向かって性格が悪くなるように、断るのが苦手な人にどんどん断るように促すようなものなのです。大変な努力が必要になるのは、誰でも容易に想像ができると思います。これを「価値観の見つめ直し」と言い、医療の用語で「認知行動療法」と言います。

そして三つ目が、神経伝達物質（つまり元気になるための物質）に着目する薬、つまり

「**抗うつ薬の内服**」です。多くの場合は「価値観の見つめ直し」をサポートする形で行われます。抗うつ薬には様々な種類がありますが、SSRIと呼ばれる選択的セロトニン再取り込み阻害薬であるパロキセチン塩酸塩水和物（商品名：パキシル）やセルトラリン塩酸塩（商品名：ジェイゾロフト）やエスシタロプラム（商品名：レクサプロ）、SNRIと呼ばれるセロトニン・ノルアドレナリン再取り込み阻害薬であるデュロキセチン塩酸塩（商品名：サインバルタ）などがよく使われています。薬の作用機序《さようきじょ》（薬がどのように作用するのか）は少し難しいので、ざっくりと前者はセロトニン、後者はセロトニンとノルアドレナリンの働きを強くする薬だと考えていただければと思います。第2章でお話ししましたが「抗うつ薬を使用したら負け」という考え方は明らかに間違いですので、現在内服中の方が不安になる必要はありません。

この三つの治療をうまくバランスよく、そして無理の無いように行うのが、うつ病の治療戦略になります。

しかし、ここで一つ問題があります。これらの薬は大変有効ですが、多くのうつ病の患者さんは、元々真面目な性格の方が多いので「できるだけ早く治療を終わりにしなければ、周りの人に迷惑をかけてしまう」「早く治さないと申し訳ない」「治った証拠に薬の内服を早く終わりにしないといけない」と考えてしまうことがあります。またSSRIやSNRIの内服初期には、個人差はありますが、薬が身体に慣れるまで大変辛い副作用が伴うこともあり、内服の中断につながってしまうこともあります。抗うつ薬にはメリットが多くありますが、手軽な方法ではありません。

そのため、うつ病の治療には「うつ病の理解」が大切です。それは、患者さん自身のうつ病に対しての理解（自身の価値観の見つめ直し）だけではなく、うつ病に対しての「世間の理解」もそうです。どんなに患者さん自身が頑張って治療をしていたとしても、もし世間が誤解や偏見ばかりであれば、どうしてもうつ病の治療は困難になってしまいます。そのため、多くの場所で「うつ病」という病気に対しての啓蒙活動が行われています。

何度も申し訳ありませんが、うつ病の患者さんの価値観が「間違っている」のではありません。「**疲れにくい考え方**」**を身につけていきましょう**、という話です。価値観を見つめ直すのはとても大変なことですし、時間もかかります。「ゆっくり、焦らず」が最短距離です。うつ病で悩んでいるあなたは、きっと素敵なあなたに違いありません。自分を否定しないようにしてくださいね。魔法の合言葉は「**ちょっと休憩**」です。

不眠に大切なのは、薬ではない？

皆様、眠れないことはありませんか。夜に眠れないと不安になったり、次の日のことが心配になったり、すごく悲しい気持ちになったりして嫌な気分になりますよね。それが繰り返されると真っ先に思い浮かんでしまうのは「**睡眠薬**」だと思います。

一般的に、不眠に対して処方される睡眠薬としては、非ベンゾジアゼピン系という種類のゾピクロン（商品名：アモバン）やエスゾピクロン（商品名：ルネスタ）やゾルピデム（商品名：マイスリー）、ベンゾジアゼピン系と呼ばれる種類のトリアゾラム（商品名：ハルシオン）やエチゾラム（商品名：デパス）やブロチゾラム（商品名：レンドルミン）など、そしてその他の種類としてはメラトニン受容体作動薬という種類のラメルテオン（商品名：ロゼレム）やオレキシン受容体拮抗薬という種類のスボレキサント（商品名：ベルソムラ）など、本当に様々種類があります。これらの薬はそれぞれ作用の仕方や作用時間、効果の強さが様々で、患者さんに合わせて処方されます。内服するだけで眠れるというのは、睡眠薬のメリットと言えます。

では、デメリットについても見てみましょう。睡眠薬は当然「脳に作用する薬」であることから、一般的に脳に関係する副作用である「眠気」「ふらつき」「依存性」「健忘《けんぼう》（忘れ)」が起きる可能性があります。特に、非ベンゾジアゼピン系とベンゾジアゼピン系の薬は睡眠薬としての効果が強い反面、これらの副作用が強く出る印象があります。

どの副作用も問題なのですが、中でも依存性には特に大きな問題があります。どういうことかといいますと、内服を続けていると「耐性」ができて効果を得づらくなり、薬を飲まないと余計に眠れなくなってしまったり、どんどん量を増やさないと眠れなくなってしまったりするということなのです。さらに、内服を中止しようとすると、不安、発汗、動悸、吐き気といった様々な離脱症状があるため、なかなかやめることが困難です。加えて、長期間飲み続けると、記憶障害、抑うつ、感情麻痺、神経過敏など、様々な症状や体調不良が現れる可能性があります。このため、多くの医師が睡眠薬のメリットとデメリットのバランスを考えると、短期的なメリットを大きく上回るデメリットがあるように感じているのではないかと思います。

それでは一体、どのようにすれば不眠を解決できるのでしょうか。それを知るためには睡眠についての理解を深めなければなりません。まず原則として、**睡眠の目的は「エネルギーの回復」**です。もし昼間に身体を動かしてエネルギーを消費していなければ、夜は眠くなりません。日本で生活している場合にはどうしてもデスクワークが多くなりがちなので、頭は疲れているのですが身体を動かすほどのエネルギーは消費されておらず、やはり不眠につながっているケースが多いのかもしれません。ですので、**昼間に適度な運動をして身体を疲労させるようにしましょう。**もし眠れないと感じる時間が60分以上あるのであれば、昼間に30分程度の運動をしてみる、という風に発想を転換させるのも効果的です。

もし薬に頼らずに十分な睡眠を確保したいのであれば、睡眠習慣の見直しも大切です。重要なポイントとしては「**毎日同じ時間に起床する**」というのが挙げられます。眠れるかどうかは「日中の活動量」が重要なので、少なくとも同じ時間に起床して日中の活動時間を増やし、できるだけ疲れるようにしようという考え方です。こうすることで、睡眠に関係するホルモンのバランスも整いますので一石二鳥です。

それでも「睡眠習慣を作りづらい仕事をしている」「運動は難しい(面倒)」「精神的に生活習慣を見直そうなんて気にはならない」という理由で内服をしている方もいると思います。ですが残念ながら、**睡眠薬を使用しての睡眠は「浅い睡眠」が増えるだけで「睡眠の質」は改善しづらい**ことが明らかになっています。同様に、アルコール(お酒)を使った寝酒も眠くはなるのですが睡眠の質はとても低く、夜中に起きてしまったり呼吸が浅くなってしまうことから、不眠の改善にはならないと言われています。

ちなみに、最近増えている不眠症の原因で意外に見落としがちなのは、夜寝る前のスマートフォンの操作です。楽しい動画を探して見てしまったり、SNSを開いて高ぶってしまい、ついつい寝るのが遅くなってしまうことがあると思います。不眠に悩んでいる方は、こちらも（寝る前ではなく昼間に）チェックしてみてくださいね。

まとめます。

不眠はとても辛く嫌なものですが、きちんと解消するためには薬ではなく運動や睡眠などの生活習慣が大切です。病気の痛みや治療中の薬の副作用で不眠につながっている場合には当てはまりませんが、そうでない場合には「**睡眠は昼間に身体を頑張って動かした日の、神様からのご褒美なのかもしれない**」というように考えるのも、一つかもしれません。

精神・神経疾患の薬

うつ病の薬（抗うつ薬）	SSRI（選択的セロトニン再取り込み阻害薬）	パロキセチン塩酸塩水和物	パキシル
		セルトラリン塩酸塩	ジェイゾロフト
		エスシタロプラム	レクサプロ
	SNRI（セロトニン・ノルアドレナリン再取り込み阻害薬）	デュロキセチン塩酸塩	サインバルタ

不眠の薬（睡眠薬・抗不安薬）	非ベンゾジアゼピン系	ゾピクロン	アモバン
		エスゾピクロン	ルネスタ
		ゾルピデム	マイスリー
	ベンゾジアゼピン系	トリアゾラム	ハルシオン
		エチゾラム	デパス
		ブロチゾラム	レンドルミン
	メラトニン受容体作動薬	ラメルテオン	ロゼレム
	オレキシン受容体拮抗薬	スボレキサント	ベルソムラ

運動器疾患（骨や関節に関係する病気）

骨粗《こつそ》しょう症の薬は、かえって骨が弱くなる!?

今度は**骨粗しょう症**についてのお話です。

骨粗しょう症は「日本骨粗しょう症学会」の設立が1999年であることからもおわかりだと思いますが、近年話題になることが増えた病気の一つです。これは高齢化が進む日本では当然のことと言えます。

薬の話に入る前に、まずは骨の構造について説明しておきたいと思います。

骨は「生きている部分（細胞の部分）」と「生きていない部分（細胞ではない部分）」で作られています。前者には、骨芽《こつが》細胞、骨細胞、軟骨細胞、破骨《はこつ》細胞など、様々な細胞があります。後者は「カルシウム」や「リン」などの「細胞ではない無機質な部分」のことで、骨の「強度」の元となっています。この前者と後者は密接に関係しており、何度も骨を作り替えて強度を保っています。

さて当然ですが、骨が脆《もろ》くなってしまうと骨折する可能性が高くなります。この「骨が脆くなって、骨折しやすい状態」を「骨粗しょう症」と言います。そして特に高齢者の場合には大きな問題です。高齢者は筋力も低下しているので転びやすく、転び方が悪い場合には大腿骨（太ももの太い骨）の付け根の部分が骨折してしまいます。これを大腿骨頸部《だいたいこっけいぶ》骨折と言います。もしそうなってしまうと歩くことが困難になり、強烈な痛みが伴いますので、入院しての手術が必要になります。そうなると横になっている時間が長くなり、筋力はどんどん落ちてしまう上、もし痛みが残っていると、その後のリハビリは困難を極めます。

このような背景の中、脚光を浴びたのが「骨粗しょう症の薬」です。骨粗しょう症の薬にも様々な種類がありますが、一般的にはビスホスホネートと呼ばれる種類のアレンドロン酸ナトリウム（商品名：ボナロン）やリセドロン酸ナトリウム（商品名：アクトネル）、活性型ビタミンD_3という種類のエルデカルシトール（商品名：エディロール）などが広く使われています。しかし残念ながら、これらの薬は「骨折を予防する」という目的で作られていますが「確実に骨折を予防できる」という強いデータ（医学的根拠・医学的エビデンス）は今の所ありません。あくまで「予防できる可能性がある」という薬です。この可能性がメリットです。

さて、薬の話をする時にはデメリットについて考えなければなりません。これまでもお話しした通り、どんな薬にも必ず「副作用」や「アレルギー」の危険が伴います。

まず、ビスホスホネート薬の副作用には「胃腸障害」や「顎骨壊死《がっこつえし》」があります。「顎骨壊死」というのは、その名の通り顎の骨が溶けてしまう病気で、治療にとても難渋します。頻度はあまり多くはないのですが、遭遇すると「薬は思わぬ副作用を引き起こす可能性が常にあるな」ということを感じさせます。

次に、活性型ビタミンD$_3$薬についても副作用を見てみましょう。ビタミンD$_3$という物質は元々体内にも存在しますが、それが活性化することで体内のカルシウムの量を増やしてくれる効果があります。これを薬として摂取すれば、体のカルシウムの量がもっと増えて骨が強くなるだろうという理屈ですね。しかし事はそう簡単ではありません。カルシウムを含め、血液中に溶けている電解質（ナトリウムやカリウム）は、尿を使って腎臓が調整しているのですが、もし腎臓の機能が低下している場合には血液中のカルシウムの濃度が高くなりすぎてしまいます。その結果、腎機能障害、胃腸障害、尿路結石、嘔吐《おうと》、食欲低下などの「高カルシウム血症」の症状が現れてしまうことがあります。高齢者の場合には、腎臓の機能が低下しているケースが少なくありませんので、特に注意が必要です。

ちなみに**骨を強くするためには、食事によって日々カルシウムを意識して摂取し、外に出て日の光を浴びてビタミンDを活性化させて、しっかり日常的に運動をすることで骨の**

中にある細胞を活性化させるというのが王道です。

長くなってしまったのでまとめます。

骨粗しょう症には様々な種類の薬がありますが、結論としては「**もし屋外での運動や食事など、見直しの余地があるのであればそれを優先して、それらが難しい場合に初めて薬を検討する**」といった戦略が正しいのではないかと思います。「骨を強くする薬があるなら、ぜひ飲んでおきたいわ」「特に現状問題はないんだけど、お隣さんが飲んでいるから欲しいわ」という理由で骨粗しょう症の薬を求める患者さんもいらっしゃいますが、全ての薬にはデメリットがあり、時に重大な副作用を引き起こしてしまう可能性もあります。メリットとデメリットのバランスを考え、できる限り適切な判断を心がけましょう。

「痛みには痛み止め（鎮痛薬）」の前に、原因を突き止めたい

いきなりですが皆様、**痛み**を感じたことはありますよね。

人は生きているとたくさんの痛みを感じます。頭痛、顔面痛、胸痛、腹痛、背部痛、腰痛、膝痛、関節痛、恋による胸の痛みなんて入れてしまったらキリがありません。では痛

み止めの話をする前に、痛みについて詳しくなりましょう。

まず、**痛みを感じる基本的な流れは、①どこかが傷ついて、②その情報が神経を使って脳に行くことで痛みを感じる**、というものです（ちなみに脳も神経です）。この①が原因の痛みを「侵害受容性疼痛《とうつう》」と言い、②が原因の痛みを「神経障害性疼痛」と言います。さらに①を細かく分類しますが、皮膚や骨や筋肉などが傷ついていた場合は「体性痛《たいせいつう》」と言い、食道や胃や腸などが傷ついていた場合には「内臓痛」と言います。ちょっとわかりにくくなってしまったので、次のように簡単にまとめます。

①侵害受容性疼痛

・体性痛…皮膚、骨、筋肉、関節　などが傷ついた場合の痛み

・内臓痛…食道、胃、小腸、大腸、肝臓、腎臓　などが傷ついた場合の痛み

②神経障害性疼痛

末梢神経、脊髄神経、視床、大脳　が圧迫されたり傷ついたりした場合の痛み

これが大まかな痛みの分類になりますが、ここからさらに細かく分類されます。例えば、子宮の痛みであれば「産婦人科」のカテゴリーになり、胃腸の痛みであれば「消化器科」

のカテゴリーになり、関節痛であれば「整形外科」や「膠原病科《こうげん》」のカテゴリーになります。そしてそれぞれの痛みに対して、ベストな治療の仕方があります。

一般的に痛み止めとしては、NSAIDsと呼ばれる種類のロキソプロフェンナトリウム水和物（商品名：ロキソニン）やセレコキシブ（商品名：セレコックス）やジクロフェナク（商品名：ボルタレン）、アセトアミノフェン（商品名：カロナール、アンヒバ）、プレガバリン（商品名：リリカ）、オピオイドと呼ばれる種類のコデイン（商品名：コデインリン酸塩）やモルヒネ（商品名：モルヒネ塩酸塩、MSコンチン）、オキシコドン（商品名：オキシコンチン）、フェンタニル（商品名：フェントス、デュロテップ）などがあります。これらの薬は、先程紹介した痛みの種類（原因）に合わせて処方されます。

最近では薬局でも手軽に痛み止めを購入できるようになりましたが「痛みの原因はわからないけど、とりあえず市販薬で抑えておこう」という状態が続きますと、痛み止めの効果がない可能性、慢性化してしまう可能性、副作用が強く出てしまう可能性、アレルギーを起こしてしまう可能性、痛みが抑えられてしまって病気の発見が遅れてしまう可能性など、様々な危険性が隠れています。

例えばNSAIDsのロキソニンは「胃潰瘍《かいよう》」という副作用があります。胃潰瘍はわかりやすく言うと「胃の粘膜がえぐられている」ような状態で、救急車で運ばれるほどの痛みが伴います。他にもロキソニンには「腎機能障害」という副作用があります。人は身体の中で不要になったものを尿や便で外に出して、常日頃から体内の環境を整えていますが、その大切な尿を作り出しているのは腎臓です。この腎臓はロキソニンで傷つくことが明らかになっています。もし腎機能障害が高度になると、定期的に人工透析を行う必要が出てきます。

長くなりましたのでまとめます。

痛み止めは、人類にとって最大の苦痛である「痛み」を抑えられる画期的な薬です。一方で、手軽に手に入るようになった今、原因と向き合わずに市販薬だけで解決しようとすると、痛みが慢性化してしまったり、アレルギーを起こしてしまったり、副作用が強く出てしまったりするなどの危険性があります。**医師と一緒にきちんと痛みの元になっている「原因」と向き合い、適切な薬を使用していただきたい**と思います。

運動器疾患の薬

骨粗しょう症の薬	ビスホスホネート	アレンドロン酸ナトリウム	ボナロン
		リセドロン酸ナトリウム	アクトネル
	活性型ビタミンD_3	エディロール	エディロールカプセル

"痛み止め(鎮痛薬・鎮痛消炎剤)"	NSAIDs	ロキソプロフェンナトリウム水和物	ロキソニン
		セレコキシブ	セレコックス
		ジクロフェナク	ボルタレン
		アセトアミノフェン	カロナール
			アンヒバ
		プレガバリン	リリカ
	オピオイド	コデイン	コデインリン酸塩
		モルヒネ	モルヒネ塩酸塩
			MSコンチン
		オキシコドン	オキシコンチン
		フェンタニル	フェントス
			デュロテップ

婦人科疾患（更年期障害について）

更年期障害の薬で大切なポイント

今度は**更年期障害**について考えてみたいと思います。

更年期には、女性ホルモンの量が減り、ほてりやむくみ、頭痛、イライラ、不眠、めまいなど、様々な症状が現れます。「なんとなく調子が悪くて、色々な症状があって、よくわからない」という患者さんをよく調べてみた所、更年期障害の診断がついたということはよくあります。

一般的な治療薬としては、性ホルモン剤があります。考え方としては、閉経前から閉経後にかけて女性ホルモンが少なくなることにより症状が出現しているので、女性ホルモンを補充して症状を抑えようということです。これはホルモン補充療法と呼ばれます。他にも症状に対して漢方薬を使ったり、精神的な落ち込みが見られる場合には、抗うつ薬や抗不安薬を使う場合もあります。

ホルモン補充療法は、確かに「短期的」には症状が改善します。しかし、性ホルモンを補充することによって、性ホルモンが作用する臓器である「子宮」や「胸」を刺激し続けることになるので、子宮がんや乳がんになるリスクを上昇させてしまうというデメリットが伴います。

そのため、ホルモン補充療法で改善が認められていないにも関わらず「おそらく更年期障害だから」「辛い症状が再発するのは嫌だから」と、漫然と内服を続けてしまうのは良くありません。いずれ内服を中止して、徐々に「ホルモンが少ない状態」に身体を慣れさせていかなければなりません。更年期障害におけるホルモン補充療法の基本的な考え方は「身体が慣れるまでの症状が辛い期間に、一時的に症状を抑えるために行われる治療」です。**ホルモン補充療法を行っている場合には、主治医と「薬のやめ時」についてきちんとお話し合っておくようにしましょう。**

また注意点として、症状が重度の場合や、うつ病を合併してしまっている場合、希死念慮（死にたいと思ってしまう気持ち）がある場合には、自己判断での内服中止は大変危険です。もし薬をやめる時には、自己判断ではなく主治医とよく相談して、内服を中止するスケジュールを立てるようお願いします。

眼科疾患（目薬依存症について）

目薬（点眼薬）依存症になっていませんか？

皆様、**目薬**を使ったことはありますか。無いという方は珍しいのではないかと思います。最近では、近所の薬局やコンビニエンスストアーなど、目薬はどこでも手に入るようになりました。

目薬も薬ですので、メリットとデメリットがあります。

メリットはそれぞれの目薬の効果としまして、デメリットとしては、目薬の使い過ぎによって本来なら不要な薬の成分が目に残ってしまい、その結果として角膜が傷ついてしまう可能性があります。それは処方された点眼薬であっても、市販の目薬であっても同じです。最近では「目薬を1日に何回か使用しないとすっきりしない。落ち着かない」という「目薬依存症」の方が見受けられます。**必要な時にだけ使用し、各点眼薬の添付文書に記載されている用法や用量を守るようにしましょう。**

折角なので、もう少し目薬の正しい使い方について触れておきたいと思います。私も医学を学ぶようになってから知りましたが、**眼はとても「免疫力の低い」臓器です。**もし眼の免疫力が高いと、ばい菌が入った場合にはすぐに白血球が押し寄せてしまい、眼が白く濁って、外が見えなくなってしまうからです。そのため、人間の体の中では「あえて」免疫力が低い仕組みの臓器になっていると言われています。人は眼を開けていれば、いくらでもばい菌は目に付着していますからね。これらを踏まえると、点眼の際の注意点が見えてきます。

①点眼前には、手を石けんでよく洗う
②石けんもよく洗い流す
③点眼をする際には、顔を上に挙げて、下のまぶたを軽く引き、一滴だけ点眼する
④コンタクトレンズは、外してから点眼する
⑤点眼の容器は、まつ毛やまぶたに触れないようにする
⑥目を閉じてこぼれた液体はティッシュでふき取る
⑦点眼後はゴシゴシこすらない

少し補足しますと、注意点③の点眼するのは一滴だけというのは「もったいないから」という理由ではありません。副作用を引き起こしてしまう可能性があるからです。涙や目薬は、目頭の部分から「鼻涙管《びるいかん》」という所を流れて、鼻の中に捨てられます。そのまま流れて、舌に触れれば、目薬の味を感じることがあります。そして人体にも吸収されるのです。つまり目薬は、目の表面だけに効果があるわけではないのです。

もし目薬であったとしても、多く使いすぎてしまうと無駄に人体に吸収されてしまい、副作用を起こす可能性が高くなります。例えば、緑内障の治療薬であるβ遮断薬と呼ばれる種類の点眼薬は、喘息《ぜんそく》や心不全の症状を悪くさせてしまう可能性があります。それ以外の目薬であっても同様に、副作用を引き起こす可能性があります。「たかが目薬、たかが数滴」と考えないように注意しましょう。

皮膚科疾患（ニキビについて）

ニキビを治すためには、薬より大切なものがある？

さて、よくご相談を頂く**ニキビ**の話をしたいと思います。

ニキビは主に、思春期から青年期にかけて出現する皮膚の発疹です。ニキビは顔に現れることが一般的ですが、おでこや頬、下あご、背中や胸の中心部など、様々な所に現れます。ちなみに医学用語では「尋常性《じんじょうせい》ざ瘡《そう》」と言います。

まず、ニキビについて深く知るためには、皮膚の構造の理解が必要です。皮膚には二種類の「腺」があり、さらさらした液体を分泌する「汗腺《かんせん》」と、脂（アブラ）を分泌する「脂《し》腺《せん》」があります。前者の汗腺は「体温の調節機能」と言われており、汗を蒸発させることで皮膚から熱を奪い、体温を下げてくれるという仕組みです。一方で後者の脂腺は、皮膚の上にアブラを分泌して滑らかさを与えてくれます。乾燥していると外界の刺激を受けやすくなってしまいますので、それを防いでくれます。

それでは本題です。どうしてニキビはできてしまうのでしょうか。
前提として、皮膚の上には「アクネ菌」という菌が存在します。アクネ菌は、脂腺から分泌されたアブラを栄養にして増殖します。増殖したアクネ菌は、皮膚を刺激して「炎症」を引き起こすため赤く腫れます。まさしくこれがニキビです。少し見方を変えると、アクネ菌は「わざと」皮膚を刺激して、さらに脂腺からアブラを出させて栄養にしているとも言えます。ちなみに、この脂腺とアブラの分泌には、男性ホルモンと女性ホルモンが大きく関係しています。そのため、思春期にニキビができてしまうことが多いのです。

それでは一体どうしたらニキビを予防できるでしょうか。
まず、ニキビ予防として重要なのは「**食事**」です。例えば、アブラっぽい食べ物を食べると、脂腺から出るアブラの量が増えるので、アクネ菌に栄養を与えてしまいます。ニキビに悩んでいる方は、フライドポテト、ポテトチップス、チョコレート、ラーメン、中華料理など食べ過ぎていないか見直してみましょう。他にも、糖分が多い食べ物、コーヒーやアルコールの飲み過ぎもニキビの原因になります。煙草も原因になります。

ニキビ予防の二つ目のポイントは**洗顔**です。石けんを使ってアブラを落とすようにしましょう。運動で汗をかいた場合にも、汗は石けんできちんと拭きとるようにしましょう。汗自体は悪いものではないのですが、時間が経つと汗の成分が変化して、皮膚を刺激してしまうからです。そして、洗顔をしたら石けんは綺麗に洗い流すのも大切です。残った成分が刺激になって、炎症を引き起こす原因になってしまいます。そして、洗顔後はニキビ肌用の化粧水で保湿しましょう。洗顔後は乾燥しているので、外からの刺激（ほこりや冷たい空気）を受けやすくなっており、炎症が起きやすくなってしまいます。また、洗顔の回数が多すぎても皮膚の刺激になってしまいますので、朝と夕方の一日二回程度にとどめるようにしましょう。

さらに女性の方は、しっかり化粧を落とすことも意識しましょう。化粧品は化学物質ですので、少なからず皮膚に刺激を与えています。また、化粧品自体が毛穴に入り込んで詰まってしまって、ニキビにつながっているケースも多く見受けられます。化粧をしてはいけないというわけではありませんが、ニキビに悩んでいる場合には、化粧をする範囲を最小限に抑え、帰宅後はできるだけ早く化粧を落としてあげるようにすると良いと思います。

そして、ニキビ予防には**睡眠**も大切です。皮膚はホルモンの影響を大きく受けるので、睡眠不足はホルモンのサイクルを崩してしまい、傷ついた皮膚が回復するのを妨げてしまいます。適切な生活習慣を作って、しっかりニキビを予防するようにしましょう。

ここまでしっかり対策した上で、必要があればニキビの薬が考慮されます。最近では様々なニキビの薬が開発されています。皮膚科では、アクネ菌の繁殖を抑える抗生物質や炎症を抑える塗り薬などが処方されますが、何度も使っていると効果が薄れてしまいますので、やはり薬以外での対策が大切です。**ニキビに悩んでいる方は、しっかり生活習慣を見直していきましょう。**

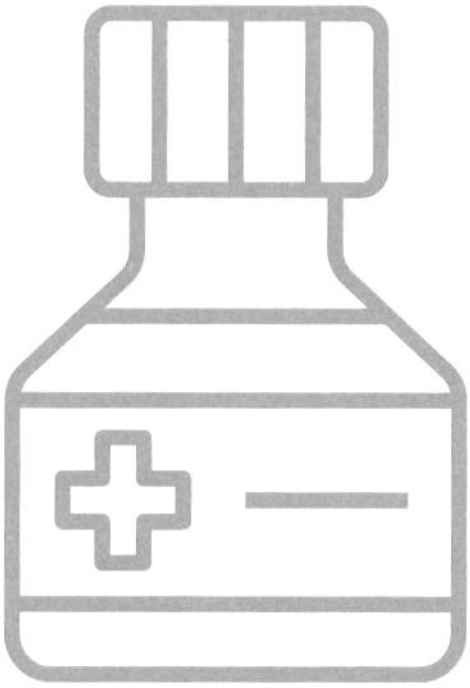

第4章

薬以外で病気や症状に勝つ方法

本書はこれまで「薬」について焦点を当てて話を進めて参りました。大まかな結論としては「**薬は切り札であり、リスクの少ない薬以外での改善方法があるのであれば、そちらを優先すべきだ**」というものでした。

そこで第4章では「**薬以外で病気や症状に勝つ方法**」についてお話ししていきたいと思います。

ただしこれからご紹介する方法は、一般的な病気や症状にはプラスになっても、特定の病気にはマイナスになってしまうこともありますので、話の内容はあくまで「一般論」となります。治療中の病気や症状がある場合には、主治医とよくご相談いただけましたら幸いです。

食事を見直す

「薬以外で症状を改善する方法」の一つに「食事について見直す」という方法があります。

実際「**医食同源**」という言葉があるように、東洋医学の考えでは「食事は身体を作るものであり、特別なものではない」と考えられています。また、人は食べ物を食べて、栄養を吸収して、身体を常に作り変えていますので（「代謝」と言いましたね）、西洋医学の立場からも食事について考えるのは大切なことです。

食事は生きていくための「栄養」を取り入れる手段の一つなので、とても大切です。人間が生きるためには「身体の外」から栄養を取り入れる必要があります。動く時にも休む時にも、生きている限り「栄養」は必要となります。車がガソリンを必要とするのと同じですね。人間は食事で栄養をとることで、生き続けることができます。

しかし、これを反対の視点から見ると「**人は栄養不足、もしくは栄養過多になると、病気や症状が悪化する**」という可能性が出てきます。例として、傷ついた皮膚や粘膜の修復に必要と言われている「ビタミン類」は「野菜」に多く含まれていますが、不足すると回復が遅れてしまう可能性があります。他にも2型糖尿病では、摂取しすぎた糖分が原因なので、糖分を含む食事を食べすぎないようにする必要があります。

全ての病気や症状が食事を見直すことで回復するとは言えませんが、多くの病気や症状の回復に「栄養」が関係しているのは事実です。食事を見直して栄養バランスを考えることで、病気や症状が改善する可能性は大いにあります。

万能な食べ物はある？

最近ではインターネットや書籍など多くの健康情報があり、ある一つの成分が万能だと取り上げられることがあります。さて、本当に誰にでも効果のある万能な食べ物は存在するのでしょうか？

生化学・代謝学の範囲になりますが、人間の身体の中では「人類が把握しきれない」ほどの化学反応が起きています。化学反応というのは、AがBになってCとくっついて、Dができ上がってそれがEを活性化させてFになることで効果を発揮する、という様子です。身体の中では、色々な成分が変化し続けていて、それら全てを人類が把握することは不可能に近いのです。つまり「**この食べ物が万能だ**」**と言い切ることは決してできない**のです。それどころか、使ってみてデータを集めてみたら、結果的にはメリットよりもデメリットの方が多かった、予期せぬ望まない作用があった、ということはいくらでもあります（薬でさえ、開発費に何十億円もかけてそういうことがあるのですから）。

もし仮に万能な食べ物があったとしても、それが誰にとっても万能であるとは限りません。人の身体は千差万別であり、ある人にとって一つの成分が有用であったとしても、他の人にとっては有害になることもあります。つまり、万能な食べ物を探すのは大変難しいことなのであります。

やはり「**一つの成分**」**に着目するのではなく、必要な栄養素が不足しないように、もしくは特定の栄養素が多すぎないように**「**全体的にバランスよく食べる**」という考え方が重要になります。菓子パンやカップラーメンばかり食べていては、必要な栄養素が足りなくなってしまいますし、特定の栄養素が多くなりすぎてしまいます。医師を含め、それを知る栄養学の専門家は「自炊して料理を楽しみながら、バランスよく食べるようにしましょう」とアドバイスをします。

とはいえ「すぐに自炊を始めるのは難しいので外食でなんとかならないか」と言う方も多いと思います。そこで外食大好きな私がおススメしている方法は「**ビュッフェ**」を活用する方法です。ビュッフェスタイルのレストランでは、野菜を含めたくさんの食材が並んでいます。「いろんな種類を食べるようにしよう」と考えるだけで、あまり深く考えずに様々な栄養素をとることが可能です（食べ過ぎには注意ですが）。

また、ビュッフェ以外にも「**様々な食材が含まれている定食を選ぶ**」というのもお勧めです。丼ものや単品ですと、どうしても栄養が偏ってしまいがちです。メニューを見て、様々な食材が含まれているものを選ぶようにすると良いでしょう。特に魚定食は、旬の魚が含まれていることが多いので、その時期に合った栄養を取れる可能性があります。

旬の食材はお勧め

さて、健康意識の高い皆様は、どこかで「**旬の食べ物を食べた方がいい**」という話を聞いたことがあると思います。これは東洋医学の考え方で「生物は地球の一部なので、あるがまま、大きな流れに逆らわないようにしよう」という考え方になります。夏には夏、冬には冬に合った食べ物を食べましょう、そうすると自然の大きな流れに逆らわないので無理が無いですよ、ということです。

もう少し詳しく説明しますと、地球は太陽の光（エネルギー）を得て、それを使って植物が光合成をして酸素を生み出し、人間や動物がそれを吸って二酸化炭素を吐き出す、という一連のサイクル（循環）があります。そのサイクルの中で、季節が影響したり、その時期だけの植物が育ったり、特定の動物の数が増えたりするわけです。

つまり、その季節に特有である旬の食材を食べることが、自然の流れに沿うことになるので、身体には負担がかからないだろうと考えられます。例として「スイカ」について考えてみましょう。当然、暑い夏には水分が必要になりますよね。スイカは夏に旬の食材ですが、水分が多く含まれているため、熱中症の予防につながるのは容易に想像ができると思います。他にも、例えば冬には身体が温まる生姜（ショウガ）がおススメです。旬の食材には、特にその季節や時期に必要な栄養素が多く含まれているのです。

これが、東洋医学の「医食同源」の基本的な考え方です。「**名医は薬を処方しない。できるだけ食事の指導をする**」と言われるのは、まさにこういう理由があるんですね（つまり、疲れている時の私は食事の指導をさぼるので、迷医というわけです）。

アルコールは身体に良いのか？

さて、**アルコール**はこれまで「適度な飲酒は身体に良い」「お酒は百薬の長である」と言われてきました。しかし、実は最近になって否定的な意見が増えてきました。少し詳しく説明したいと思います。

アルコールのメリットとして広く考えられていた理由の一つに、アルコールが心臓や血管に与える作用による「動脈硬化の予防」があります。動脈硬化というのは、長期的な糖質や脂質、塩分の取りすぎによって血管が傷ついて硬くなってしまうことを言いましたね（忘れてしまったという方は、第3章をご覧くださいませ）。これは、お酒を飲んで身体がポカポカした経験がある方にはイメージがわきやすいかと思いますが、アルコールは手足を含め身体中の血管を広げて、身体中に血液が流れるようにしてくれるからです。そのため、適度な飲酒は血管を広げる運動をしてくれるので、動脈硬化の予防になるのではないかと考えられていました。

一方アルコールのデメリットとしては、身体の中でアルコールが分解（代謝）されて作られる「アルデヒド」の有害作用があります。お酒を飲むと、分解されて作られたアルデヒドは身体中を回り、頭痛や二日酔いなどの原因になるだけでなく、長期的な飲酒は喉の細胞を何度も傷つけてしまい、咽頭がんや食道がんなど様々な癌の原因になることが明らかになっています。これはアルコールの大きなデメリットとして昔から知られていました。

それでも、これらのアルコールによるメリットとデメリットを比べるとメリットの方が大きいのではないかと言われていました。「適度な○○〜って言っておけば大きな間違いはないのは世の常じゃ」「なんたってお酒は美味いしな、ガハハハハ」みたいな所があったのですが、医学的なデータが揃うにつれて、デメリットの方が大きいのではないかという意見が増えてきました。

特に、過度な飲酒は「急性アルコール中毒」や「急性膵炎」のリスクになる他、習慣的な飲酒が「アルコール依存症」につながる可能性など、多くの危険が証明されています。ノンベエの私には耳が痛い話なので、この話はここらへんでやめておきましょう。

運動をしない

さて、この見出しを見た人は「なんだって？　**運動をしない**とはどういうことだ!?」と思って読まれているかと思います。はじめは「運動習慣を見直す」という見出しだったのですが「はーいはい（棒読み）」と言って読まれないと思ったので、若干の罪悪感を抱えながらこの見出しにしました。**病気や症状を「運動をしない」で改善する方法**をご紹介したいと思います。

私はこれまで内科医として、そしてYouTuberとして「運動の大切さ」を何度もお話ししてきました。そして徐々に年齢を重ねるにつれて「なるほど、運動っていうのはスーパーミラクルめちゃくちゃ面倒なことなのだな」とハッキリわかるようになりました。正直言って、運動は私にとってもすごく面倒です。どんなに健康に良いとわかっていても面倒です。どんなに運動の予定を立てていたとしても、雨が降った日にはやる気は木端微塵《こっぱみじん》になります。身体に症状がある日には「橋本の本の方が楽しいや」という流れは避けられません。ごもっともです。

そんな「運動なんて面倒だ。でも病気や症状は改善したい」と考える方に向けて、二つのアドバイスをします。どちらか片方でも納得がいけば儲けものだと思ってください。

一つ目は「**運動ではなく遊びだと考える**」というものです。

先程お話しした通り「運動」と聞けば「健康のために仕方ない」と考えがちです。しかし、人はそこまで強くありません。「健康でいたい」というモチベーションは時間がかかる終わりのない目標です。決して、今日の夜の美味しいご飯に勝るものではありません。そこで私は患者さんに「運動ではなく遊び」と考えるようにお勧めしています。

例えば「毎週、健康のために30分以上の歩行運動をする」というような、まるでペッパー君やGoogle homeしか聞かないような命令を自分様に下すのではなく「毎日決まった時間に30分だけ、歩きながら好きな音楽を聴く」という考え方に変えるのです。そうすると、やってることは「30分以上の運動」で同じはずなのに、なぜか楽しみになりますよね。運動はほとんどの人にとって面白くありません。遊びは楽しいから「遊び」なのです。趣味と言い換えてもいいかもしれません。私の患者さんで運動を長続きさせている人は「肉体の変化が楽しい」「楽しいから続けていて、調子が良くなって、やっぱり楽しい」「運動とかは別に好きじゃないんだけどね、でも身体は動かしてるかな」という考え方を持っています。

そしてもう一つのアドバイスは「**運動はどうせ一生やることになるので、自分が楽しいと思う運動（遊び・趣味）を見つけよう**」ということです。

私はこれまで100億人ほどの運動嫌いの患者さんと向き合ってきましたが、ほとんどの人が「なんかつまらなくなってやめた」「一時期は頑張ってたんだけどね」「運動はキライだから、運動しろって言う医者もキライ。だからまとめてキライ」と仰っていました。一方、高齢でも健康な方は「昔から趣味でテニスをやっていてねえ。先生は運動しないのか?」「昔から朝の体操だけは楽しくてやっているんだよお。先生もやりな」「私は毎日80年間楽しく散歩しながら人の顔を見ているからわかるんだよお、先生は運動をしてない顔をしているねえ」というように、一生ものの運動（遊び・趣味）を見つけているんですね。

いかがでしたでしょうか。どちらか使えそうな考え方はありましたか。

長くなりましたのでまとめます。

「健康のために運動をしよう」と考えると長続きしません。**「運動」はせず「遊びや趣味」として考えるようにして、一生続けられるぐらいの楽しいものを見つけましょう**。私も頑張ります。

プロテインは飲むべき？

プロテインは日本語訳すると「たんぱく質」ですが、日本でプロテインといえば「たんぱく質を主成分としたサプリメント」をイメージされる方が多いのではないでしょうか。私は学生時代ラグビーをしており、プロテインを当たり前のように使っていましたが、当時は「一線を越えてしまった粉薬を使う人」という目は避けられませんでした。最近ではコンビニやドラッグストアーでも売られるようになり、見かける機会も多くなった（そして偏見は少なくなった）と感じております。

まず前提として、たんぱく質は「アミノ酸」がつながったものであり、内臓や筋肉を構成する主な成分です。基本的に人は鶏肉や豚肉などの肉や大豆などを食べることで、たんぱく質（アミノ酸）を摂取できます。しかし、たんぱく質を含む食材には「糖分」や「脂質」も含まれておりますので、たんぱく質（アミノ酸）だけを効率的に摂取するために作られたものが、この「プロテイン」というものになります。

ところで、内科外来をしていると、次のような質問を受けることがあります。

「先生、プロテインは飲んだ方がいいんですか？」

確かにたんぱく質を効率的に摂取できるとなると、プロテインは飲んだ方が良いような気がします。しかし実際、この質問は正しくお答えするのが容易ではありません。私もラグビー部時代には、筋力トレーニングを毎日のように行い、トレーニング直後にはプロテインを摂取して筋肉を大きく強くする、という行動を当たり前に行っていました。実際に明らかに筋肉がつき、筋力が上がるという実感もあります。しかし、最近では様々な報告があります。

例えば「プロテインが腎臓にダメージを与える」という可能性が指摘されています。過剰なプロテインの摂取が、様々なたんぱく質の代謝を行っている腎臓に負担をかけてしまうかもしれない、という可能性です。しかし、これに関しては「可能性がある」と言うより他にありません。理由として、悪影響を与える可能性がある人体実験は、倫理的に行うことができないからです。

また、そもそもの話になるのですが、プロテイン自体が「加工食品」であり、様々な製造会社により作られておりますので、品質にもばらつきがあり、一概に「プロテインが身体に良い」と言い切れません。そういった理由もあり、ずっと使っていた私としては「過剰なプロテインの摂取は、人体に悪影響を与える可能性があります。ほどほどにしておきましょう」と説明しています。プロテインやスポーツ医学はこの数十年で大きく変化を遂げており、今後も更なる進化が期待される分野です。

効果の証明されたサプリメントがある？

本書はこれまで「**サプリメント**は食品である。つまり医薬品ではないので、症状の改善や病気の治療として作られたものではない」と説明して参りました。しかし、それでも次のような患者さんは数多くいらっしゃいます。

「効果の証明されたサプリメントは無いの？」

こんな所まで読み続けていただいた辛抱強い読者の方にとっては簡単すぎる質問かもしれませんが、**サプリメントは医薬品ではなく食品です**。極論からすると、もはや「トマト」や「バナナ」と同じです。そもそもサプリメント自体が、効果が証明されている「十分な根拠」を元に製造・販売されている物ではないのです。その場合は、サプリメントではなく、医薬品という薬のカテゴリーになります。私から言わせると「安心できる、病気が治るバナナ無いの？」と聞かれているぐらいの感じです。

さて「十分な根拠」という言葉が出てきましたので、折角なので少し補足しておきたいと思います。

根拠というのは説明の元になっている「理由」ということですね。「〇〇だ！」というからには「根拠を述べよ！」というわけであります。

例として、あるおばあちゃんの「傷が治ったことがあるから、これは素晴らしいサプリメントだ」という根拠を考えてみましょう。根拠は何でしょうか。そうですね、「実際に傷が治った」という実績ですね。しかしそれは、誰もが納得できる十分な根拠ではありませんよね。もしかすると、何もしなくても治ったかもしれませんし、下手をすると治りが悪くなっていたかもしれません。

それでは、同じ発言をしている人がおばあちゃんではなく「有名人」であれば、それで十分な根拠と言えるでしょうか。あまり関係ありませんよね。どんなにサプリメントの広告に出てくる人が、清潔感たっぷりの俳優さんであっても、清楚系の女優さんであったとしても、根拠としてはとても弱いものになります。もし私が言っていたとしても、相当な金額が積まれていれば、黒を白としてもっともらしく説明する自信があります。

では100人の患者さんにサプリメントを試してみて効果があれば、根拠は十分と言えるでしょうか。少し考えてしまいますよね。例えば、全く違う国の100人かもしれませんし、たまたま100人全員が屈強な肉体を持つ人間かもしれません。100人を選ぶ人が「サプリメント肯定派」の場合には、恐らく「効果が得られそうな100人」を選ぶでしょう。その方が望む結果が得られますからね。ちなみにこれを、医学統計学の分野では「バイアス」と言います。日本語訳をすると「偏見」ですね。

話を戻します。このように**「根拠」には「質」があります**。おばあちゃんの「あたしゃ治ったから、このサプリはオススメだよ」という根拠と「実際にランダムに選んだ1000000人に試した結果、効果がありました」という根拠では「質」が全く異なるのです（どんなに素晴らしい論文であったとしても、研究方法や考察に対して専門家の間でも必ず反対意見が出るほどです）。**サプリメントの広告を見る時には「根拠の質」を忘れないようにしましょう。**

ですがここで1つ、自分を守るための断りを入れておきますと、全てのサプリメントをやめるべきであると言うわけではありません。あくまで食品ですので「明確に不足している栄養素がある場合に、信用性のあるものを補うように摂取する」という形であれば、大きな問題はないと思います。実際に、ある種のビタミン剤、鉄剤、亜鉛、葉酸のサプリメントは、医学的に治療として勧められています。これを「補充療法」と言いましたね。

長くなりましたのでまとめたいと思います。

「効果の証明された、つまり根拠のあるサプリメントはあるか」という質問には「**サプリメントは食品なので、そもそも製造・販売するために根拠は必要ありません。ひどい場合には根拠は一切ないかもしれません**」という答えになります。

医療用麻薬は中毒になるから、痛みを我慢すべき？

最近は、**医療用麻薬**について質問される機会も増えて参りましたので、こちらについても言及しておきたいと思います。

WHO（世界保健機関）は「（痛みは取り除くことができる症状のため）痛みに対応しない医師は倫理的に許されない」と述べています。痛みに対応するのは、医師の義務なのです。そして医師は痛みに合わせて痛み止めを使用しますが、その際にはしばしば「医療用麻薬」が使われます。医療用麻薬は「癌《がん》の痛み」にとても有効な薬です。使う量に上限はありませんので、痛みが強くなれば、それに合わせて薬を増やすことができます。

しかし最近では様々な情報が溢れており、その中には誤ったイメージを広めてしまうものもあります。特に「麻薬中毒」の誤った認識から、医療用麻薬を敬遠され、痛みを我慢して過ごされている方も少なくありません。

医療用麻薬は「痛みがある状態」での使用であれば中毒につながらないことが、医学的に明らかになっています。副作用に対しても様々な薬や対処法があり、ほぼ対応可能になりつつあります。医療用麻薬自体の種類も増えていることから、一人一人の痛みに応じた薬の使用が可能です。これは医療の進歩と言えるでしょう。

主に緩和ケア領域で、癌の痛みの治療に用いられる代表的な医療用麻薬は「モルヒネ」です。モルヒネには、末（粉薬）、錠剤、徐放剤（ゆっくりと長時間効く薬）、内服液、貼付剤、坐剤、注射剤、シリンジ注など多くの剤形が揃っており、種々の痛みに対応できます。緩和ケア領域も凄まじい発展を遂げた分野でもあり、まだまだ伸びしろのある分野です。「麻薬はいけない」「麻薬を使ったら終わりだ」という偏見にとらわれず「**治療の時に必要な薬を使うのは悪いことではない**」という認識を持っていただければと思います。

アロマセラピーの気分的な効果はバカにはできない

アロマセラピー（アロマテラピー）についても、少しだけ触れておきたいと思います。東洋医学の分野になるのですが、アロマセラピーの歴史は約6000年と言われており、古代中国、インド、エジプトなどで医療として使われてきた古い歴史があると言われています。アロマとは、精油（エッセンシャルオイル）や植物の香りのことで、病気の予防や治療、ストレス解消やリラックス効果などを求めて使用されます。

西洋医学ではありませんので、十分なエビデンスは揃っておらず確実な効果があるとは言い切れませんが、ラベンダーやシナモンによる睡眠の質の改善効果、ユーカリやスペアミントによるリラックス効果、ローズマリーによる覚醒効果など、**西洋医学の薬では得られない効果を、手軽に得られる可能性があります**。私は学生時代に東洋医学研究会という部活に属して色々試していましたが、気分が変わるだけでなく、食欲が増えたり活動量が増えたりして、直接の作用だけでなく副次的な効果も期待できるんだな、という認識です。

最近ではアロマに関して様々な資格もあるようです。もし興味があれば触れてみてくださいね。痛みの軽減やリラックス効果など、医療の範囲でも今後の研究に期待が高まる分野です。

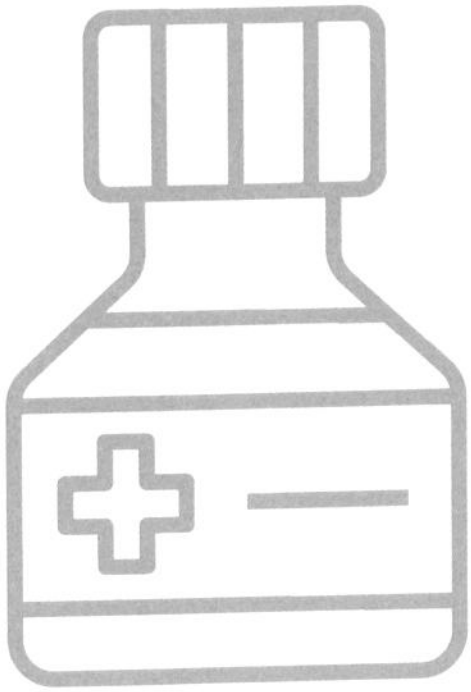

第5章

患者さんの心得
～的確な処方をしてもらうために～

ここまで薬について、様々な観点からお話しして参りました。
そのため、薬について良い意味での「考え方」や「価値観」そして「こだわり」が出てきたのではないかと思います。そこで第5章では、**患者さん側の心得として、的確な処方をしてもらうための方法**をお話ししていきたいと思います。

きちんと伝えたいこと

「主訴《しゅそ》」を正確にきちんと伝える

まず初めに、患者さんが医師にきちんと治療してもらうために、最も大切なことをお話ししたいと思います。それは「**主訴を正確にきちんと伝える**」ということです。詳しく説明します。

まず「**主訴**」とは、自分が一番困っている症状のことを言います。**その症状が「いつか**

ら」「どのように」始まり「どのような症状」で「どれくらい困っているのか」など、きちんと伝えることが重要です。例えば「今日の朝に突然、お腹にズキッとした痛みが現れて、それから定期的に波のある痛みがあり、仕事に行けないぐらいである」という様子です。大げさでも、控えめでもいけません。医師にきちんと診断してもらうためには、きちんと正確に伝えることが大切です。

もし可能であれば、**症状の強さを10段階で評価して説明する**と良いでしょう。「これまでに感じたことのない、耐えられないような人生最大の痛み」であれば10点とし「余裕で耐えられるぐらいの痛み」であれば1～3点として説明すると、医師も理解がしやすくなります（丁寧な医師は、診察の中で誘導して聞いてくれることもあります）。

医師が正確に患者さんの状況を把握できれば、より適切な診察や検査、そして診断、それに伴う治療を行うことができます。そうすれば、医師も適切な薬を処方することが可能になるというわけです。恐らく患者さんが思っている以上に、医師は初めの情報収集を重要視しています。特に症状についての情報は重要です。「頭痛」という情報だけでは、様々な病気の可能性がありますので、適切な薬を処方することができません。それは「腹痛」でも「胸痛」でも、どのような症状でも同じです。主訴（症状）によって、薬の種類や回数など全てが変わりますので、正確に伝えるようにしましょう。

補足ですが、医師を目の前にすると頭が真っ白になって忘れてしまうこともありますので、診察前にきちんとメモにまとめておくと役立ちます。自分の言葉で良いのでしっかりメモをしておいて、もし医師に渡すのが気が引けてしまう場合には、看護師さんに渡すようにしましょう。優しい看護師さんであればきちんと医師に伝えてくれますし、怖い看護師さんであれば威圧的に医師に伝えてくれます。

症状のある「場所」をきちんと伝える

さて、次にご紹介する患者さんの心得は「**症状のある場所をきちんと伝える**」というものです。この点については、診察をする医師の側になると、とてもよくわかります。

例えば、患者さんが「お腹が痛い」と訴えた時、医師は「どの臓器に問題があるのだろう」と考えます。お腹には、胃、小腸、虫垂《ちゅうすい》、大腸、胆のう、肝臓、膵《すい》臓、腎臓、大動脈、膀胱《ぼうこう》、子宮、卵巣、卵管、肋骨《ろっこつ》や筋肉と、様々な臓器があります。つまり、もし患者さんが「まあ適当に伝えてもわかってくれるだろう」と考えていると、消化器外科や泌尿器科、産婦人科など、ありとあらゆる可能性を探らなければなりません。当然、検査には時間がかかりますし、X線やCTの場合には被爆もしてしまいますし、お金もかかりますし、治療の開始も遅れてしまいます。ですので、きちんと診断・治療を受けるためには、きちんと症状の「場所」を伝えるようにしましょう。

ちなみに、痛みの場所を伝える素晴らしい方法があります。それは「**痛い場所をきちんと見せて、指一本で指し示す**」という方法です。指一本で表せる場合には「局所痛」と言って、限定された範囲の病気の可能性を疑うことができますし、もし指一本で表せない場合には、一か所を超えて炎症が広がっている可能性や広い範囲の病気を疑うことができます。ですので、痛い時には「指一本で指し示す」ということを覚えておきましょう（丁寧な医師は、誘導してくれることもあります）。

また、病気によっては症状のある場所が移動することもあります。痛みが移動する場合には「移動痛」といって、時に診断に有用となり、適切な治療につながります。もし受診時に症状がなくなっていたとしても、きちんと説明できるようにするために「**いつ**」「**どこ**」**に症状があったのか、きちんとメモをしておく**と良いでしょう。

まとめます。医師にきちんと診療してもらうためには「医者ならわかるはず」という姿勢ではなく「**症状のある場所をきちんと伝える**」「**痛みの場所は、見せて指一本で伝える**」「**症**

状の経過は意外に忘れやすいのでメモをしておく」ということを心がけるようにしましょう。間違っても「橋本、お前は医者だろ、なんでわからないんだ、そうか最近はYouTubeばっかり撮ってるからだな！」なんて、朝から誰にでも聞こえるような大声で言わないように気を付けてくださいませ。根に持つタイプです。

自分の考えをきちんと伝える

さて、患者さんが望む治療を受けるための心得として、もう一つ大切な話をしたいと思います。それは「**自分の考えをきちんと伝える**」ということです。

最近では、患者さん自身が様々な医療の知識を身につけていますので、それに伴って様々な価値観もお持ちだと思います。そして医療は人生を大きく左右しますので、もし検査や治療を行う時に「こう考えている」「こうしてほしい」という希望があれば、それを先にしっかり伝えていただけると、医師も安心です。

一つ例を挙げてみたいと思います。

ある患者さんが「痛みがある。10段階評価で2ぐらいの痛みである」と言って来院されたとします。ある医師は「よし、早速原因を突き止めよう。診察や検査をしなければならない。痛みは2と言っているが我慢しているだけで、病院に来るぐらいならきっと痛みは相当なはずだ、血液検査をすすめよう」と考えるかもしれません。しかしその患者さんは、たまたま病院の近くを通りかかったついでで、夜中に痛みが強くなった時に備えて、痛み止めを処方しておいてほしいだけだった、という可能性もあります。

どちらの考え方も納得のいくものではありますが、治療は人と人とが話し合って行うものですので望まない医療につながらないようにするためにも、きちんと希望を伝えてほしいと思っています。

「薬はできるだけ使いたくない」「原因を突き止めてほしい」「生活習慣の改善の仕方を教えてほしい」など、遠慮せずにきちんと医師に希望を伝え、良好な関係を築いて、納得のいく治療を受けていただければ幸いです。

自分にあった医師を見分けるポイント

初診でやたらと多くの薬を出さないか

さて、**自分に合った医師を見分けるポイント**を知りたいという方は多いと思います。まず注意すべきポイントは「**初診でやたらと多くの薬を処方する医師かどうか**」です。

それが大切な理由の一つ目として「薬のデメリット」があります。本書では、これまで何度も「薬にはデメリットがある」とお話しして参りましたが、処方される薬の量が増えれば増えるほど、薬のデメリットも増えることになります。副作用が出現すれば、症状に症状が加わることになり、より苦痛を増やしてしまう可能性があります。様々な種類の薬を少量ずつ組み合わせて、できるだけ副作用を少なくして処方する治療法もあるので一概には言えませんが、多くの医師は治療経過に注意しながら少しずつ薬を追加します。

二つ目の理由に「薬の相互作用」が挙げられます。身体に取り込まれた薬は、身体の中で何度も変化します。この変化を「代謝」と言いましたね。そして薬が体内でどのように代謝するのか、全てを把握することは不可能という話もしました。理由は単純で、人の身体は複雑で人によっても違いがあるからです。少し考えればわかることなのですが、ある人とある人を比べると、顔は異なり、身長は異なり、性別が異なれば、持っている臓器も異なります。同様に、身体の中の薬を分解する場合にも差があります。つまり、**どのように代謝されるのかは、内服されなければわからない**のです。そして「どのようになるかわからない薬」を多く、そして同時に服用した場合、身体の中でどのような化学反応を起こしてしまうか、誰も予測できないのです。この薬同士の反応のことを「相互作用」と言います。多くの医師はこの薬の危険性を理解しているため、初診で多くの薬を同時に処方することは、できるだけ避けようとします。

初診でやたらと多くの薬を処方する医師は、患者さんの苦痛を取り除こうとするあまり「薬のメリット」を過大評価しているか「薬のデメリット」を過小評価している可能性があるので、注意が必要です。

薬を処方した理由を説明してくれるか

自分に合った医師を見分ける次のポイントとして、医師が「**薬を処方した理由を説明し**

てくれるかどうか」があります。理由を説明します。

前述したように、薬には目的とする効果（主作用）と、望まない効果（副作用）があります。できることなら主作用だけが欲しいものですが、どうしても副作用が現れてしまったり、主作用であったとしても効果に個人差があったりします。そこで、治療の継続に重要なのは「**治療戦略が共有できているかどうか**」になります。治療戦略とは「この薬を飲んで、このようになれば治療は順調である」「この薬を飲んだことにより、どのようになってしまったら、薬の調整が必要なのか」といったものです。これらがうまく共有されれば、患者さんは納得できる治療を続けることができます。どうして薬を処方したのか、何を判断基準にしたのか、副作用にはどのようなものがあるのかなど、丁寧に説明してくれる医師は、それだけでも安心につながりますよね。

また、自身が行っている治療に納得がいくものであれば、それだけ「**プラセボ効果**」も期待できる可能性があります。プラセボ効果とは「効果があると思って使うと、実際に効果が出現する」という効果です。この現象は解明されていないことも多いのですが、それで辛さや症状が減るのであれば結果オーライです（賛否両論ありますが）。

もし治療戦略の共有ができていない場合には、薬の使用により副作用が出現した時、患者さんはとても心配になり「自己中断」につながる危険性があります。第2章でもお話ししましたが、抗生剤などの自己中断は「再発」や「耐性菌の出現」につながりますし、向精神薬の自己中断は「悪性症候群」という命に係わる危険な病気につながります。やはり、治療戦略の共有はとても大切なのです。

とはいえ「たくさんの患者さんを待たせているのに、全ての説明を求められても困る」というのが医師の本音ではないかと思います。ですので、患者さん自身も全てを医師に頼りきりにするのではなく「**どうして薬を処方してもらったのか**」「**どのようにしたら治療は成功なのか**」「**どのような症状が出現したら再診すべきなのか**」というように、ある程度限定した質問をする意識は大切なのかもしれません。

そのためには、既に本書を手に取った皆様のように、多くの人が健康情報を収集し「健康リテラシー」を身につけるようになると嬉しいなと感じます。ありがとうございます。

患者さん自身に日頃からしてほしいこと

普段からバランスの取れた生活習慣を作る

的確な処方をしてもらうために、患者さん自身が日頃からすべきことをお話ししたいと思います。

それは「**普段からバランスの取れた生活習慣を作る**」ということです。

まず「生活習慣」とは、食事、運動そして睡眠の習慣のことを言います。食事では栄養素を定期的にバランスよく摂取できているか、運動は定期的に行われているか、睡眠は十分に確保できているかといった話です。これらをまとめて「生活習慣」と言います。

もしバランスの取れた生活習慣をおくっている方に症状が出現した場合には、医師は病気の原因を特定しやすくなります。例えば「普段、生活習慣はしっかりしている。本日、風邪症状が出現した。３日前に子供がたくさん集まっている場所に行った」となれば、感染症の疑いが強くなり、原因は子供からもらってしまったウイルスかもしれないなと推測しやすくなります。

しかし、もし不規則な生活習慣の患者さんの場合「普段から、食事も食べたり食べなかったりしていて、運動はしていなくて、睡眠もとれたりとらなかったりして、お酒もよく飲みすぎてしまって、たばこも一日20本以上吸っていて、咳や鼻水はしょっちゅうで、よくあることだけど、本日も風邪症状があって来院した」となってしまうと、医師も「う〜ん、色んな可能性があるなあ…」と頭を悩ませてしまいます。その結果として、様々な検査が必要になったり、本来なら不要な薬が処方されてしまうかもしれません。

こういった理由から、患者さんの心得として普段から生活習慣をきちんと作っておくことが大切です。いざという時に大変役立ちます。また、普段から自分の身体を知っておくことも重要になります。普段から血圧や体重を測って記録しておく、女性の場合は基礎体温を記録しておくなど、もし異変があった場合にはすぐに気づくことができるでしょう。そしてそれは適切な治療につながります。

ぜひ、できることから一つずつ始めてみるようにしましょう。

お薬手帳を持って歩く

皆様、**お薬手帳**は持っていますか。

最近は病院でも薬局でも「お薬手帳はありますか」と、定期的に声をかけられるようになりましたね。お薬手帳を使用することで、薬の重複や危険な飲み合わせを防ぐことができたり、患者さん自身が全ての薬をきちんと把握できたりするなど、様々なメリットがあります。普段から薬に触れる回数が多い方は、必ずお薬手帳を利用するようにしましょう。

また、このお薬手帳ですが、病院に行く時にしか持っていないという方はいらっしゃいませんか。**お薬手帳は普段から持ち歩いていることも大切です**。大きな理由は、やはり非常時に役立つからです。例えば、街中で突然意識を失ってしまった時のことを想像してみてください。意識を失ってしまっているので、自分自身では状況を説明することができません。その時にお薬手帳がカバンの中に入っていれば、救急隊や医療従事者がそれを見て治療中の病気を推測できたり、意識が無くなってしまった原因の特定に役立てたりすることができますので、お薬手帳が命を救う可能性があります。

ぜひ、お薬手帳を持ち歩きましょう。

かかりつけの病院で健康診断を受ける

かかりつけの病院の存在はとても大切です。

かかりつけの病院の役割は、普段から身体の不調に悩んだ時や病気になった時に診察をしてくれるだけでなく、診療科の異なる医師にかかりたい時に、普段とはどう違うのか「医師の言葉」で紹介状を書いてくれる、とても重要な存在です。自分と相性のいい病院を見つけてつながっておくのは、いざという時に大変役に立ちます。

また、かかりつけ病院で、普段から健康診断を受けておくことも大切です。

もし毎年の健康診断の結果がかかりつけの病院にあれば、それまでの経緯を全て把握してもらった上で適切な医療を受けることができます。心配だからと色々な病院を転々としている方を時々見かけますが、大きな損をしている可能性があります。かかりつけ病院での健康診断は、高血圧、糖尿病、脂質異常症などの生活習慣病や病気の徴候など、自分では気づかない不調に気づくきっかけになります。

かかりつけの病院が無い方は、ぜひ持つようにしてくださいね。

おわりに

「先生、薬は悪いものなの？」

副作用が強く出て入院になってしまった患者さんの言葉が、今でも私の耳に残っています。ある方は「薬を使って病気が治るんだからいいものだ！」と言うかもしれません。また、ある方は「薬に頼ってばかりいては根本の解決にならない、薬の副作用で悩まされるから悪いものだ！」と言うかもしれません。

本書では何度も繰り返しましたが、薬のメリットとデメリットは表裏一体です。時には人を助ける救世主となります。しかし一方で、副作用で人を苦しめてしまう存在にもなります。現代では薬が手軽に手に入る反面、安易に薬を欲しがる方も増えているように感じます。しかし、どの薬にも必ずデメリットが存在し、時には薬を使ったこと自体を後悔してしまうほどのものなのです。

では、薬とどのように付き合っていくのがベストなのでしょうか。やはり私は「薬は最後の手段として使う」ということが重要だと考えています。初めから安易に薬に頼るのではなく、普段から健康的な生活習慣を心がけること、そして病気になった時にも、食事療法や運動療法などのできるだけリスクのない治療を行った上で、どうしてもデメリットは避けられませんが、リスクを覚悟で最後の手段として薬を使用するということです。

健康的な生活習慣と言いましたが、具体的には1日3食バランスの良い食事を摂取することだったり、週3回定期的に身体を動かして運動の習慣を作ったり、どんなに忙しくても6時間以上の睡眠時間を確保したりするなどがあります。病気に負けない身体を作るためには、普段の生活習慣から目を背けることはできません。日頃から生活習慣を整えていれば、病気になった場合にもいち早く異変に気づくことができます。

薬にはメリットとデメリットがあります。絶大な効果を発揮することもあれば、薬の危険を目の当たりにすることもあります。だからこそ薬を「手軽な治療法」ではなく、最後の手段である「切り札」として考えてほしい、というのが本書の伝えたかったことの全てになります。

決して誤解しないでほしいのですが、全ての病気で薬を使うべきではないと言っているわけではありません。薬は病気と闘うためのとても大切な武器ですし、薬でしか治せない病気もありますし、病気の進行を大きく遅らせることもできます。

薬を使用するべきか、薬を使用しないべきか。使用した場合の結果を知りえない我々にとっては、どれだけ医療が発達したとしても悩ましい問題であり続けます。むやみやたらに使うのではなく、医学の専門家である医師と相談しながら、必要な時だけに限って必要な薬を、きちんと量を守って使ってほしいということが、全ての医療従事者の願いではないかと思います。

最後に、何度も何度も修正にお付き合いいただいた自由国民社の取締役編集局長の竹内尚志様、出版に際してご助言いただいた菊原智明様、岩谷洋昌様、やっと一緒に仕事をできた中学高校の同級生であり、今ではたくさんの患者さんを支える薬剤師の平田哲之様、自身を犠牲にして私の勝手を総て許してくれた、大切な大切な当社の全従業員と関係者様、当クリニックの患者様と施設の職員様、当クリニックを支え続けてくれている波多晋様、恩師である医療法人社団洪庵会の吉原一成先生、服部佳広先生、天国に旅立ったじいちゃん、そして出版を応援してくださったYouTubeのすべてのフォロワー様に。心より、心より感謝申し上げます。お付き合いいただき、ありがとうございました。

内科医 橋本将吉（ドクターハッシー）

著者プロフィール

橋本将吉（はしもと・まさよし）

東京むさしのクリニック院長（内科・総合診療医） 株式会社リーフェ代表取締役。１９８６年生まれ。杏林大学医学部医学科卒。大学在学中の２０１１年に株式会社リーフェを設立。医療の明るい未来のために医学生の教育が重要であるとの信念の元「医学生道場」という医学生に特化した個別指導塾を立ち上げる。現役医師によるマンツーマン指導の学習カリキュラムが好評で、現在では都内に4か所、関西に2か所の校舎を構え、現在も将来の患者さんの笑顔を増やすべく、医学教育に注力している。一方、現役の内科・総合診療医として訪問診療を行っている。

最近はさらに、内科外来における患者さんとの交流から、健康リテラシーの底上げの重要性を痛感し、自らYouTuberとして病気や症状の原因や治療法、健康法やダイエット法などの情報を発信し、一般の方に向けた医学教育を行っている。

参考リンク

株式会社リーフェ　https://li-fe.tokyo/
医学生道場　http://igakuseidojo.com/
YouTube　https://www.youtube.com/channel/UCsulu2ghMsPVFeI5yVcb6aQ

Special Thanks to:

企画協力：
岩谷 洋昌（H&S株式会社）

本文イラスト：
しんざきゆき
株式会社 i and d company

医師《いし》が教《おし》える薬《くすり》のトリセツ

二〇二一年(令和三年)八月五日　初版第一刷発行
二〇二三年(令和五年)十一月二十三日　初版第六刷発行

著　者　橋本 将吉
発行者　石井 悟
発行所　株式会社自由国民社
東京都豊島区高田三―一〇―一一　〒一七一―〇〇三三
電話〇三―六二三三―〇七八一（代表）
造　本　JK
印刷所　大日本印刷株式会社
製本所　新風製本株式会社